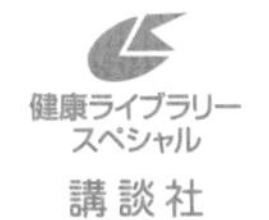

発達障害 グレーゾーンの子の育て方がわかる本

監修 広瀬宏之
横須賀市療育相談センター所長

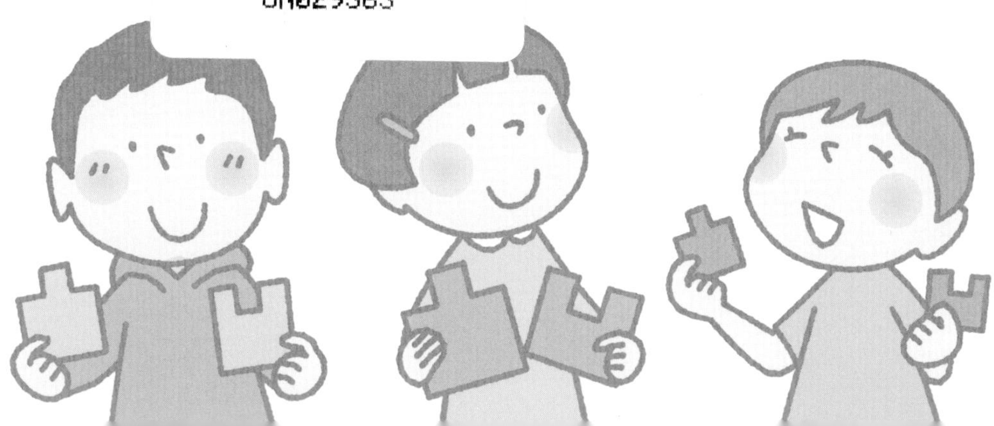

まえがき

こんなお子さんはいませんか？

Aくん しゃべったのは二歳過ぎだった。偏食が多く、寝つきも悪かった。保育園になかなか馴染まず、泣いてばかりだ。

Bさん 小さい頃から図鑑が好きだった。幼稚園では、友達と遊ぶよりも、ひとりで花や動物を見ているのが好きなようだ。

Cくん 友達は好きだけど、乱暴で手が出やすく、かんしゃくも多い。落ち着きがなく、集団行動も苦手。とにかく手がかかる。

Dさん 小学校に入ってから、登校渋りが始まった。休み時間は楽しそうだけど、授業がわからないようで、ぼんやりしている。

グレーゾーンとは、日常生活で何らかの理解と配慮と工夫が必要な状態です。診断がつくこともあれば、さまざまな理由で診断に至らない場合もあります。診断があってもなくても、毎日の生活では工夫が不可欠です。

工夫がないと、そのうちに行き詰まってしまうかもしれません。大人になっても、正体不明の生きづらさを抱えたままで生活することになるかもしれません。

正体不明のままにしておくのではなく、生まれつきの〝でこぼこ〟を自覚して、みんなで工夫をすることにより、成功体験を重ねていくことが大事です。

こういった自覚や工夫の出発点は、幼児期から学齢期です。それをしていくと日々の大変さが減っていきます。でこぼこそれ自体はそんなに変わらなくても、発達は進みます。

でこぼこといっても、その程度や内容はさまざまです。本書では代表的な困りごとについて触れていますが、それ以外のことでも、自覚や工夫が進み、毎日が穏やかで楽しいものになっていくよう応援したいと思います。

グレーゾーンに幸あれ！

横須賀市療育相談センター所長
広瀬宏之

1 発達障害の〝グレーゾーン〟とは？

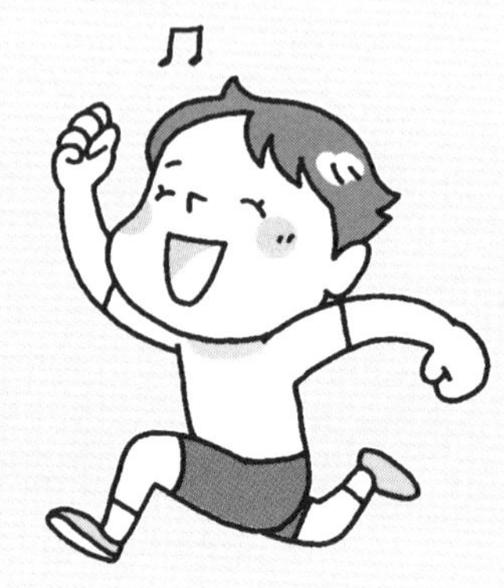

2 グレーゾーンの子の〝発達支援〟の基本

3 幼児期 就学〝前〟にできること

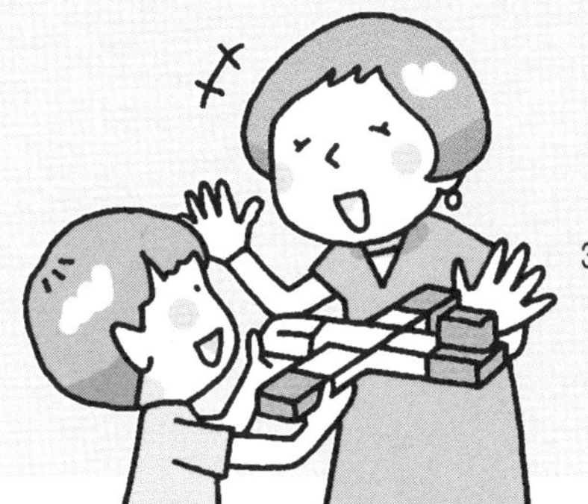

低めのハードル

4 学童期 就学"後"にできること

その困りごと、発達の“でこぼこ”が関係しているかもしれません

なんだか
育てにくい……

できないことが
多くて不安

もしかして
発達障害？

子どもを育てていると、日々さまざまな困りごとが生じます。
ただ、その困りごとのなかには、
子どもの発達がゆっくりだったり、偏っていたりと、
発達の“ でこぼこ ”が関係しているものもあります。

言葉が遅いのが気になります。たくさん話しかけ、絵本の読み聞かせもしていますが、単語から先がなかなか増えていきません。

こちらの言うことがうまく伝わっていない気がします。反応が乏しいと、つい「ちゃんと聞いてるの !?」と叱ってしまいます。

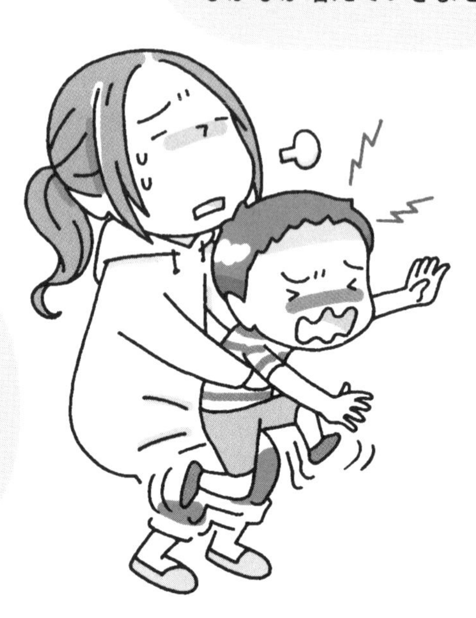

気に入らないことがあると、かんしゃくを起こします。何が気に入らないのか理由がよくわからず、対応に困っています。

食べ物の好き嫌いが多く、
栄養の偏りが心配です。
つくったものを残されると
こちらの気も滅入ってしまい、
食事の時間が憂うつです……。

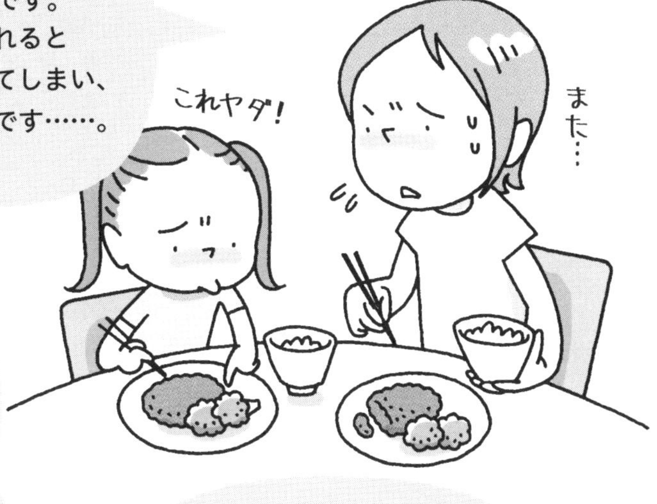

落ち着きがありません。
すぐ迷子になったり、
走り回ったり、高い場所に
のぼったりして、周りにも
迷惑をかけてしまうのが
心苦しいです。

手先が不器用な気がします。
食事中の食べこぼしが多く、
靴下もうまく履けません。
そのうちできるようになるとは
思うのですが、心配です。

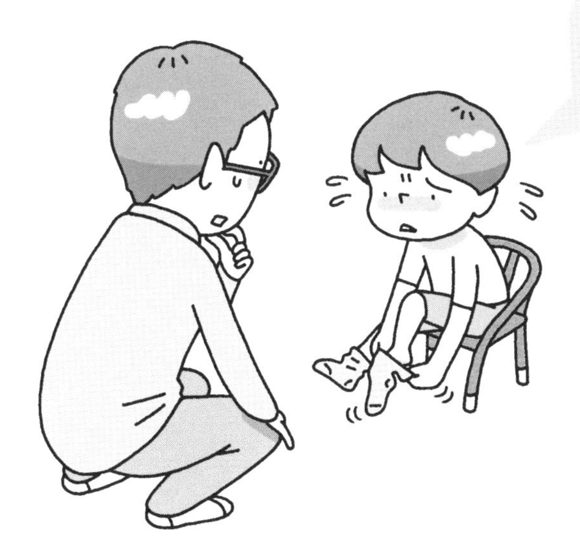

集中力が続かないのか、
学校の宿題がいつも
終わらず、先生からよく
注意されています。**忘れ物も**
多くて困っています。

6～7ページのような困りごとに対して、こんなふうに思っていませんか？

うちの子はほかの子とちょっと違うかも……
でも、**これもこの子の「個性」だよね**

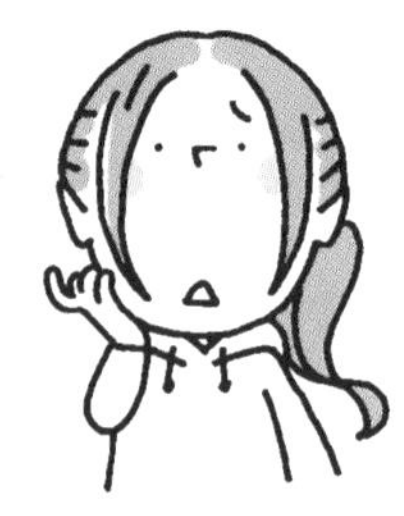

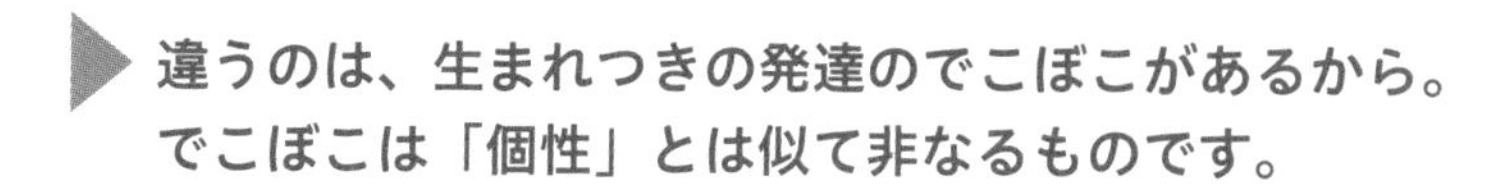

違うのは、生まれつきの発達のでこぼこがあるから。でこぼこは「個性」とは似て非なるものです。

　子どもの発達には個人差があり、その偏りを「発達にでこぼこがある」というふうに表現します。ほかの子と違う、と感じることの多くは、このでこぼこによるものかもしれません。ただ、これを個性と呼ぶのは避けたいところ。でこぼこが周囲の環境とかみ合わないと日常生活にさまざまな困りごとが生じますが、「個性だから」という見方でいると、本人のＳＯＳを見逃しかねないからです。すでに困りごとが生じているならなおのこと、本人に合った"支援"が必要です。

もしかして**"発達障害"**？
でも、**はっきり診断されたわけじゃない**し……

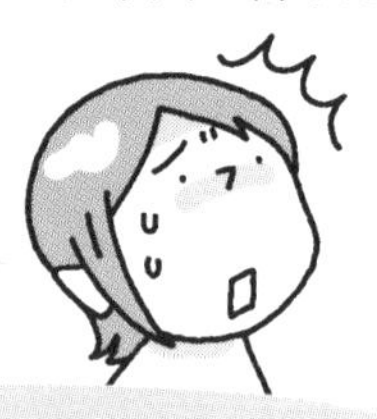

みんなと同じようにやってやれなくはないし、特別なことはしなくてもいいのでは？

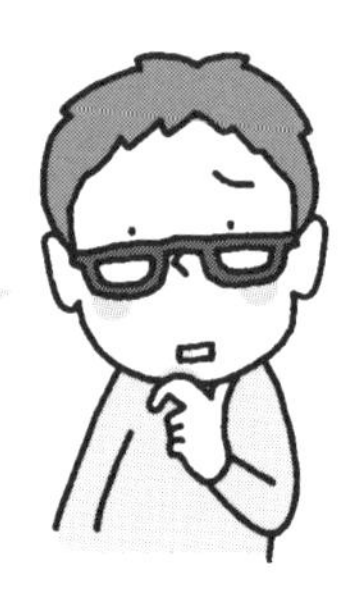

いわゆる"グレーゾーン"なのかもしれませんが、診断の有無に関わらず、困っているなら支援は必要です。

　でこぼこがそこまで際立っていなくても、子ども自身は困難を感じ、子どもなりに無理をしています。また、持って生まれたでこぼこは、大人になっても変わりません。子どもが毎日をスムーズに過ごせるようになるには、診断の有無に関わらず、親をはじめとする周囲の大人の理解、配慮、工夫が必要です。

1

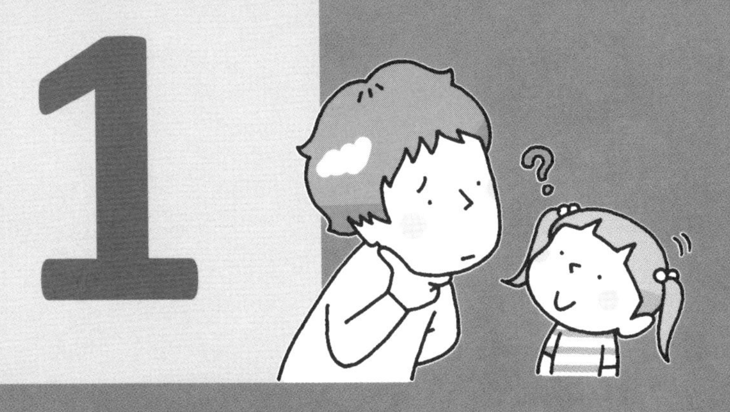

発達障害の“グレーゾーン”とは？

発達障害の特性がみられるものの、

そこまでくっきりとは際立っていない、

いわゆる“グレーゾーン”の子どもがいます。

そもそも発達障害とは何なのか、

グレーゾーンとはどういう意味なのか、

子どもの発達に対する理解を深めていきましょう。

そもそも、発達障害ってどういうもの？

「わが子は発達障害かも？　グレーゾーンかも？」と、心配している人は少なくありません。適切に対応していくためには、第一歩として、発達障害について正しい知識を得ることが大切です。

誰にでも能力の発達にでこぼこがある

人にはさまざまな能力があります。誰にでも得意なこと、苦手なことがあるように、誰もが能力の“でこぼこ”を持ち合わせています。

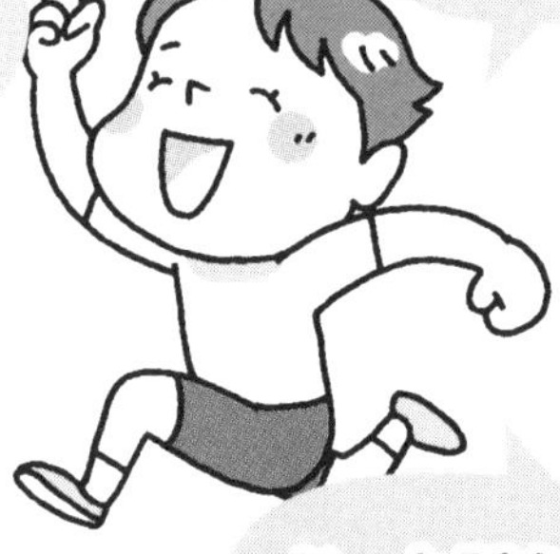

おしゃべりが苦手

体を動かすのが得意

集中力がある

記憶力がいい

じっと話を聞くのが苦手

計算が得意

感性が繊細

感覚が過敏

漢字の書き取りは苦手

**でこぼこは生まれつきのもので
脳機能の偏りなどによって生じる**

“発達のでこぼこがある＝発達障害”ではない

でこぼこがあっても、本人なりに生活がスムーズにできていれば発達障害とはいいません。ポイントは、困りごとが生じているかどうかです。

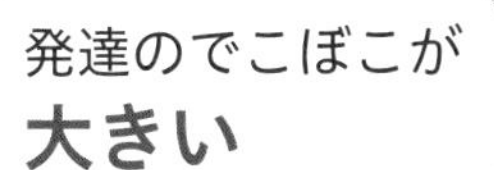

発達のでこぼこが
たくさんある

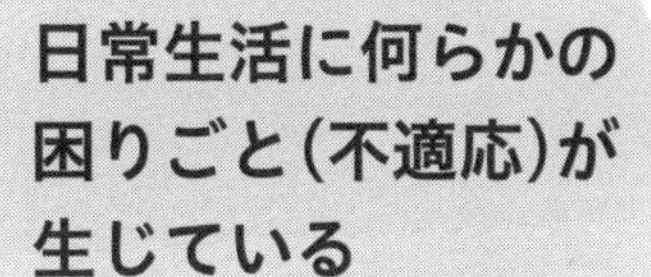

日常生活に何らかの
困りごと(不適応)が
生じている

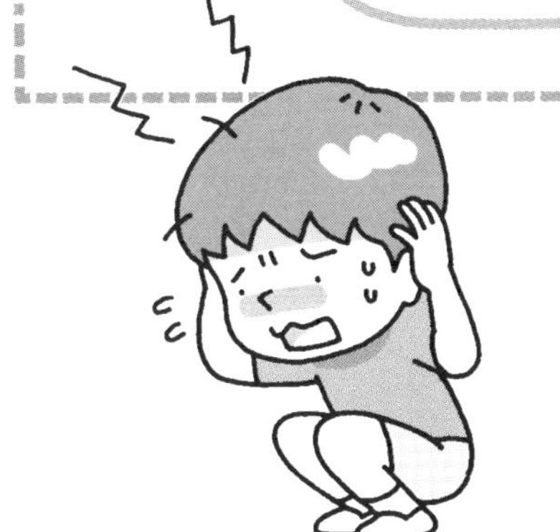

発達障害

困りごとは「不適応」ともいいます。発達障害は、本人の持つでこぼこが大きかったり、たくさんあったりして周囲の環境との間にミスマッチが起こり、それによってさまざまな困りごとが生じている状態をいいます。

発達のでこぼこと環境とのミスマッチが根底にある

まず「発達」とは何かを考えてみましょう。人間の場合、生まれ持った遺伝子に加えて、親や家族、周囲の人々をはじめ、本人を取り巻くさまざまな環境が影響し、その人が成長していくことだといえます。そのなかで、話すのが苦手、運動が得意、歌が上手といった得意・不得意が生じます。この能力の〝でこぼこ〟は、程度の差こそあれ、誰でも持っています。

そして発達障害における「障害」とは、日常生活に困難がある状態といえます。つまり、生まれ持った発達のでこぼこと、周囲の環境がかみ合わず、生活に支障が出ている状態が発達障害なのです。

たとえば、よく動き回る子では、学校などでじっと席に座っていられず、先生に怒られてばかりいる、といった状況になりやすいことが考えられます。

異なるでこぼこの〃ミックスジュース〃

発達障害を理解するカギは、「異なる能力の発達のでこぼこが混ざり合った〃ミックスジュース〃」だと考えることです。でこぼこは一人一つではなく、いくつか持ち合わせています。

発達障害の主な診断名

どんな発達のでこぼこがあるのかによって、下記のように分けられます。各々の診断基準の項目数を満たすと、その診断名がつきます。

自閉スペクトラム症［ASD］

コミュニケーション能力の遅れ

「コミュニケーションや社会性の発達の遅れ」「興味の偏り・こだわり・感覚過敏や鈍麻（感覚のでこぼこ）」などが特徴です。

注意欠如・多動症［ADHD］

注意力・集中力の遅れ

「多動・衝動性」や「不注意」といった特性があります。ＡＳＤをあわせ持つことが多いのも特徴です。

発達性協調運動症［DCD］

協調運動の遅れ（不器用）

先天性の中枢神経系の障害です。かなり不器用で、異なる複数の動作を同時に行うのが苦手です。

限局性学習症［SLD］

読み・書き・計算の遅れ

知能は標準かそれ以上ですが、「読み」「書き」「計算」など学習に必要な機能の一部に障害がある状態です。

知的発達症

知的能力の遅れ

全体的な知能の遅れがあります。一般に知能指数（IQ）が70未満の状態を指しますが、IQ70～85（境界域）でも支援は必要です。

運動発達遅滞

運動能力の遅れ

運動能力の発達に遅れがあります。ほかの発達障害を伴うこともあります。

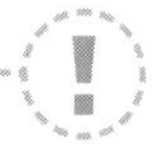

発達障害には含まないことが多いが、同じ支援の枠組みが必要

でこぼこは、1人1つとは限らない

持っている発達のでこぼこは1つとは限らず、タイプも多岐にわたります。

ミックスジュースのように混ざり合っている

基本的には、でこぼこのいくつかがさまざまな割合でミックスジュースのように混ざり合っています。そのため、人によっては複数の診断名がつくこともあります。

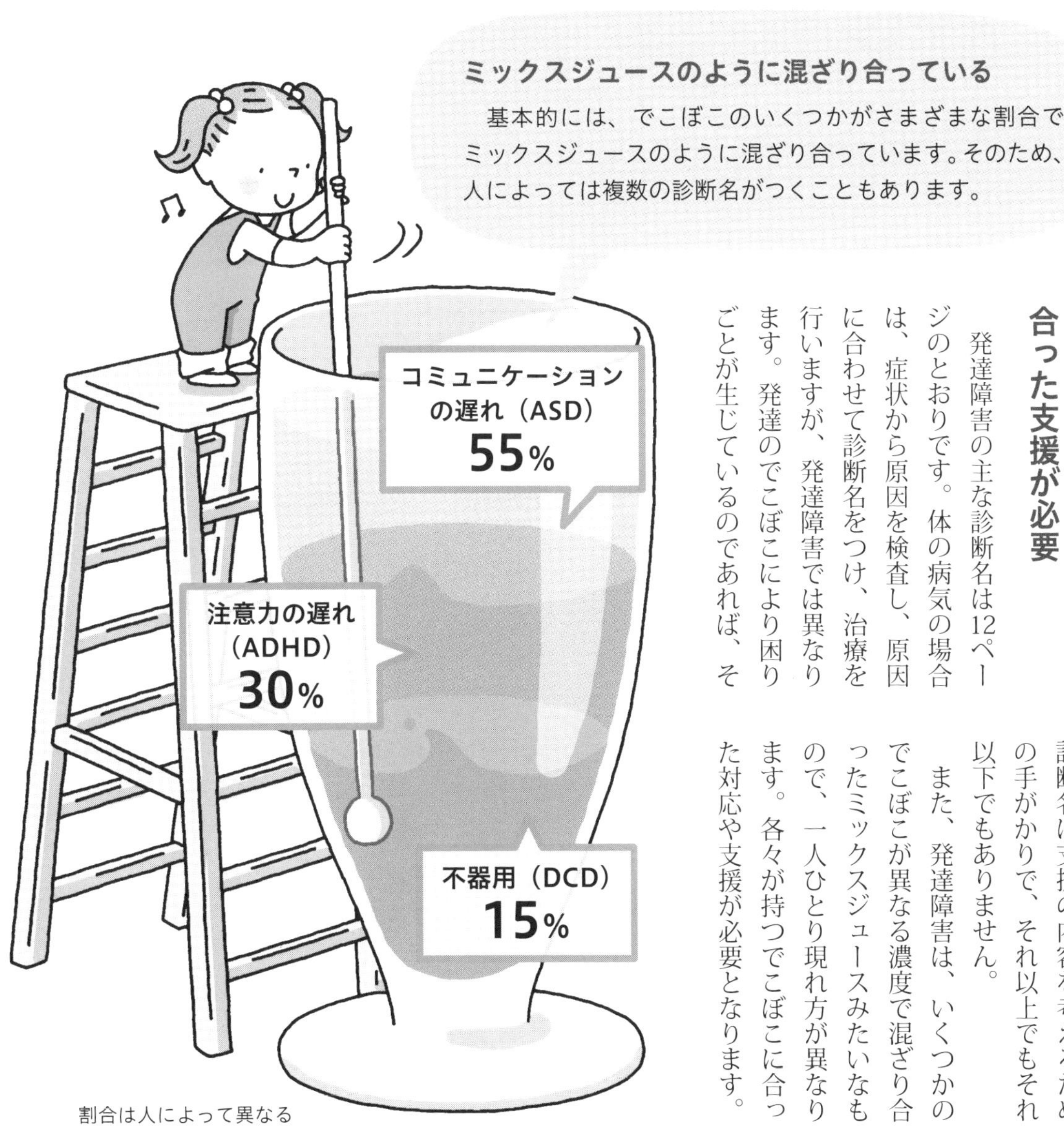

割合は人によって異なる

タイプの異なるでこぼこに合った支援が必要

発達障害の主な診断名は12ページのとおりです。体の病気の場合は、症状から原因を検査し、原因に合わせて診断名をつけ、治療を行いますが、発達障害では異なります。発達のでこぼこにより困りごとが生じているのであれば、それに対する〝支援〟を始めます。診断名は支援の内容を考えるための手がかりで、それ以上でもそれ以下でもありません。

また、発達障害は、いくつかのでこぼこが異なる濃度で混ざり合ったミックスジュースみたいなもので、一人ひとり現れ方が異なります。各々が持つでこぼこに合った対応や支援が必要となります。

様子見でＯＫではなく、支援が必要

発達障害では〝グレーゾーン〟という言葉が用いられることがあります。人によって捉え方が異なる言葉ですが、どういう状態を指し、何に注意が必要なのか、見ていきましょう。

日常生活で何らかの理解と配慮、工夫が必要な状態

一般的に、はっきりと診断がつくほど特徴的ではなくても、発達にでこぼこがあり、生活に困りごとが生じている状態は〝グレーゾーン〟と呼ばれます。グレーゾーンの子は「困りごとの度合いが低い＝様子見でＯＫ」と思われやすいのですが、そうではありません。

グレーが濃い子もいれば、薄い子もいます。その程度を問わず、困っていれば支援は必要です。そもそも発達支援の観点でいえば、日常生活で何らかの理解と配慮と工夫が必要な状態がグレーゾーンなのです。診断の有無に関わらず、本人に合う支援を考えましょう。

グレーには濃淡がある

でこぼこの大きさや多さなどにより、グレーが濃い子もいれば薄い子もいます。程度の差はあっても、困っているなら支援は必要です。

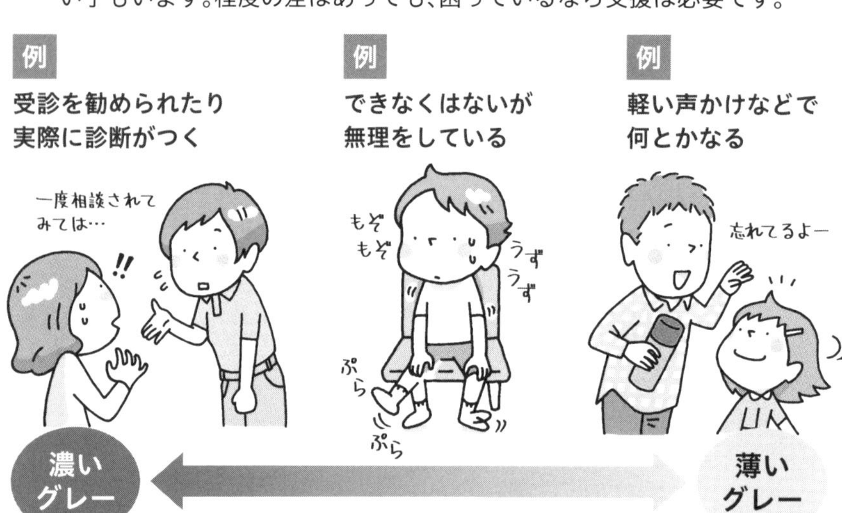
例
受診を勧められたり
実際に診断がつく
一度相談されてみては…
!!
例
できなくはないが
無理をしている
もぞもぞ
うずうず
ぷらぷら
例
軽い声かけなどで
何とかなる
忘れてるよー
濃い
グレー
薄い
グレー

どの子に対しても
本人が困っているなら支援は必要

診断の有無で、支援の有無は変わらない

そもそも12ページのような診断がつくかどうかは、でこぼこやミスマッチの程度、「日常生活がどのくらい大変か」などによります。今は診断がついていなくても、困りごとがあれば、それに対する支援は欠かせません。

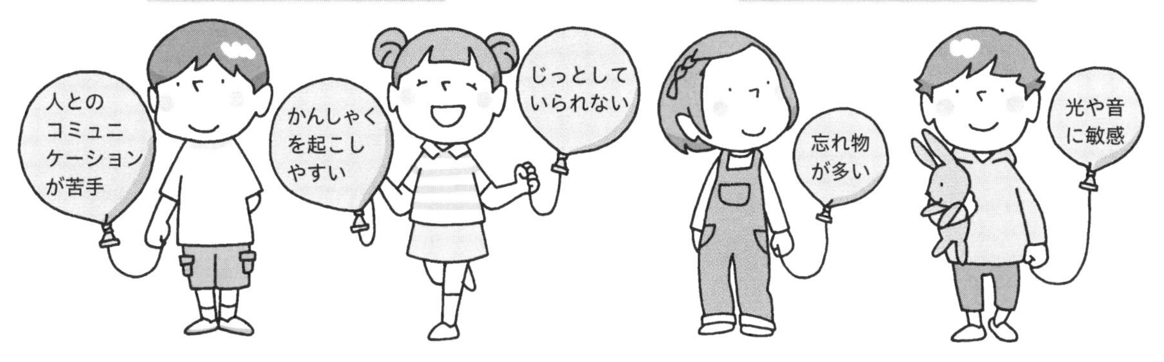
診断がついている
人とのコミュニケーションが苦手
かんしゃくを起こしやすい
じっとしていられない
診断がついていない
忘れ物が多い
光や音に敏感

発達のでこぼこがはっきりしていて、周囲の環境とのミスマッチが大きい子は、受診した結果、診断がつく場合が多い

でこぼこがそれほど際立っていない子は、受診まで至らなかったり、受診しても診断基準に達しなかったりすることがある

“困っている”という点では同じ

その子に見合った支援を考える

診断は“あとから”でもOK

わが子に発達障害の診断がつくというのは、大きな衝撃や葛藤を伴うものです。専門機関の受診は心の準備ができてからでも大丈夫（→P40）。まずは今できる支援について考えていきましょう。

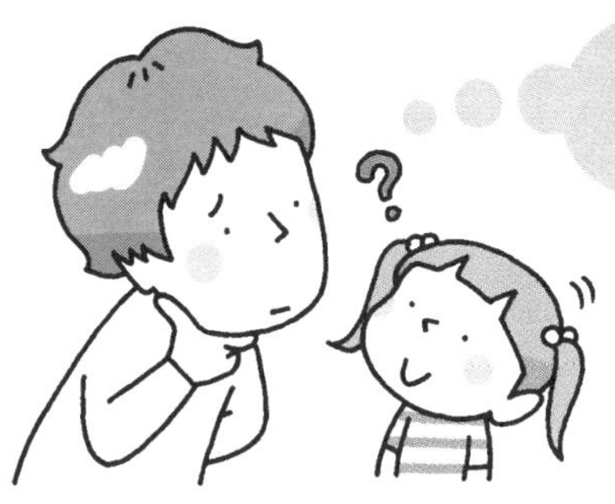
うちの子はASD？ ADHD？

診断がつくことは、でこぼこのある子を育てていくうえでの手がかりになるが、「早く受診を」と周りが焦らなくてもよい

今は大丈夫でも、この先困りごとが生じるかも

なかには「そこまで困っていない」と感じている親もいるかもしれません。たとえ今はうまくいっていても、成長とともに本人を取り巻く環境が変わったとき、壁にぶつかる可能性は大いにあります。

グレーゾーンの子に対して抱きがちな誤解

でこぼこが目立たなかったり、困りごとの程度が軽かったりすると、周囲は支援の必要性を感じにくいものです。本人の持つでこぼこを“個性”として捉え、様子見に徹してしまうことがあります。

受診するほどじゃないし
まだ大丈夫

もう少し
様子見でいいよね

これもこの子の
「個性」だから

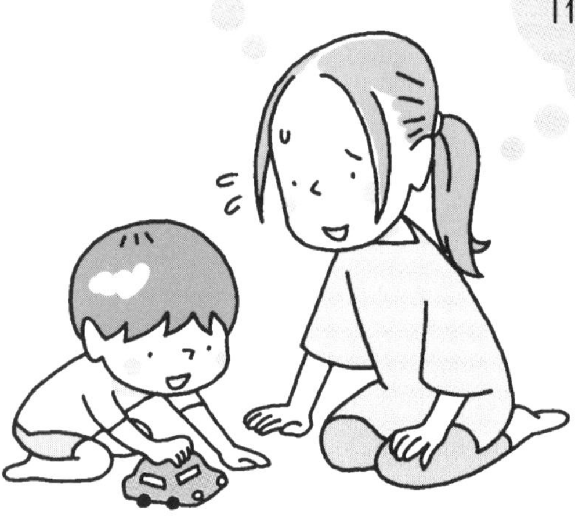

子ども本人のSOSが見逃されてしまう可能性がある

いずれの考え方も、適切な支援につながる機会を逃しやすいといえます。今はよくても、将来子ども自身が苦労するかもしれません。

発達のでこぼこは「個性」とは違う

発達障害は目に見えにくい障害なので、周囲の理解を得にくいものです。グレーゾーンならなおのこと、周囲は上図のような誤解を抱きがちです。

しかし、でこぼこを個性と捉えて見過ごすのは避けたいのです。仮に、授業中も動き回って勉強に支障が出ているのに「落ち着きがないのも個性」で話が終わると、適切な支援につながらず、何より本人が苦労します。環境とのミスマッチが高じて、発達の遅れや二次障害につながることも。本人がつらい状況に置かれるのを防ぐためにも、支援は必要なのです。

何もしなければ、“運任せ”の子育てになる可能性が

仮に、グレーゾーンの子に対してとくに理解や配慮などを心がけずに育てていった場合、その子の発達は“運任せ”に。伸びるものも伸びなくなったり、二次障害へとつながったりする可能性があります。

偶然うまくいく可能性もある

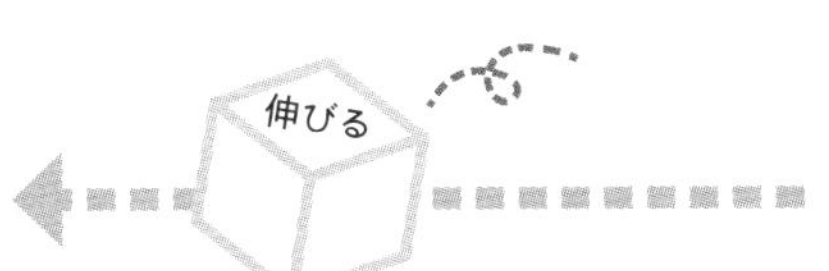
伸びる

そのまま様子見を続ける

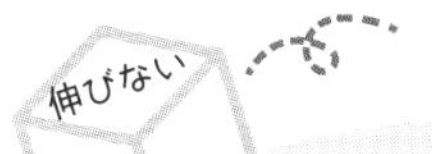
伸びない

周囲の環境とかみ合わず、困りごとが生じる

子どもの持つでこぼこと周囲の環境がうまくかみ合わないと、日常生活において、大小さまざまな困りごとが生じてきます。

失敗体験が続く

できないことの壁にぶつかり、それによって親や周りから叱られるなど、失敗体験が続けば続くほど、子どもの自尊心は傷ついていきます。

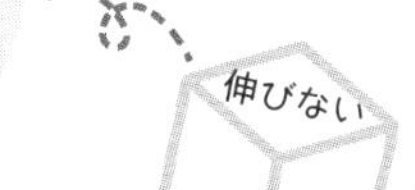
伸びない

発達が遅れる

ゆっくりとでも本人のスピードで伸びるはずだったものが、自尊心が傷つくことで、なかなか伸びなくなる可能性があります。

不眠
不登校
うつ症状

など

二次障害が生じる

環境とのミスマッチによってストレスを抱え続けるうちに、発達のでこぼことは異なる身体症状や精神症状が起こることがあります(二次障害→ P32)。

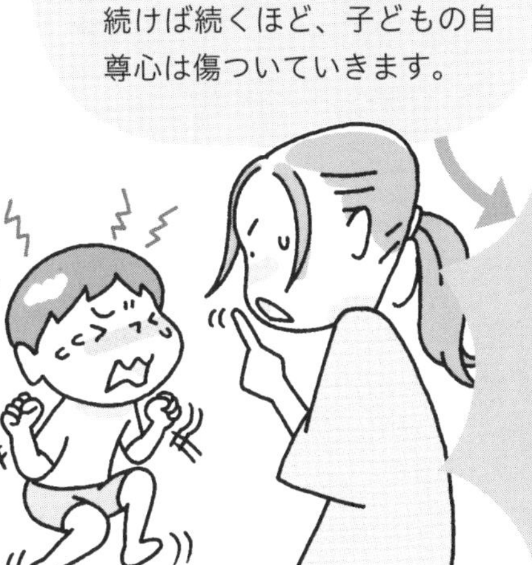

困りごとに対処できず、
親も子どもも苦労する

でこぼこ自体は、大人になっても変わらない

本人の持つでこぼこは、大人になっても変わらず持ち続けていくものです。ただし、支援のしかたにより、でこぼこに由来する日常生活の困難度合いは変わっていきます。大切なのは、本人に合う支援を行うことです。

でこぼこは変わらなくてもカバーはできる

持って生まれたでこぼこは、“治る”ものではありません。ただし、それをカバーするスキルを身につけることは可能です。

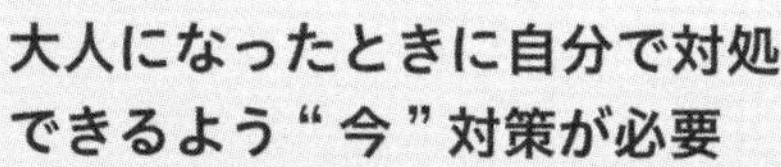

大人になったときに自分で対処できるよう“今”対策が必要

でこぼこの本質は変わらないからこそ、対処のしかたを学ぶことが大切。幼少期の、親をはじめとする周囲の支援が欠かせません（→ P30）。

支援の内容や程度は一人ひとり異なる

発達のでこぼこは、遺伝的な要因が大きく、生まれ持ったものだといえます。でこぼこ自体は成長につれ消えるということはなく、大人になっても持ち続けます。

ただ、でこぼこに由来する日常生活の困難さは、周囲からの支援によって変わっていきます。適切な支援を受けることででこぼこがカバーされ、環境とのミスマッチや、それによって生じる困りごとを軽減していけるのです。

支援の内容も程度も、一人ひとり異なります。その子のでこぼこに合った、オーダーメイドの子育てを目指すことが大切です。

その子のでこぼこに見合った子育てを目指す

どんな支援がどの程度必要かは、でこぼこの程度に合わせて考えていきます。

でこぼこが目立たない子は
白に近いイメージ
（薄くても白ではない＝支援は必要）

でこぼこが目立つ子は
黒に近いイメージ
（支援の必要度合いも高いことが多い）

本人

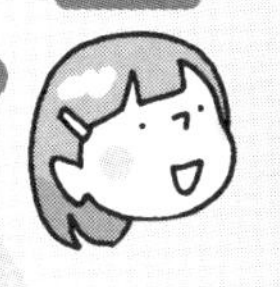

でこぼこの程度

どんなでこぼこがあるのかをまず理解する

子どもの持つでこぼこを理解することが第一歩。本人の苦手な部分のほか、得意な部分にも目を向けます。

例 手取り足取り教える

多

例 軽い声かけでOK

親など

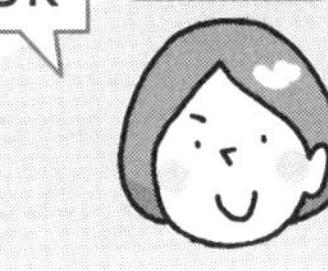

支援の必要度合い

少

でこぼこの程度に合った環境設定が大切

得意な部分は伸ばしつつ、苦手な部分を支援します。軽い声かけでできるのか、手取り足取り教える必要があるのかなど、支援の程度はでこぼこの程度に合わせて考えていきます。

オーダーメイドの子育てを目指す

適切な環境なら、本人のペースで発達する

発達のでこぼこ自体はあまり変わらないとしても、遅れている能力が育たないわけではありません。その子なりのペースでちゃんと発達します。そのためには、環境が大切になります。

でこぼこがある子もちゃんと発達する

いわゆる定型発達の子に比べると育ち方のペースは異なりますが、グレーゾーンの子も、その子のペースで発達します。そして、植物の成長に適切な環境が欠かせないように、でこぼこのある子が発達し、さまざまなスキルを身につけていくには、本人を取り巻く環境が重要です。

環境とは、親や周囲の大人の理解、配慮、工夫です。すぐにはうまくいかなくても、「私の育て方が……」と親が自分を責めることはありません。子どもの持つでこぼこに合わせて、少しずつ調整していきましょう。

デリケートなため、“環境”の工夫が不可欠

発達のでこぼこがある子は、たとえるなら栽培に配慮と工夫が必要な植物の種子です。育ちを妨げない環境づくりが不可欠です。

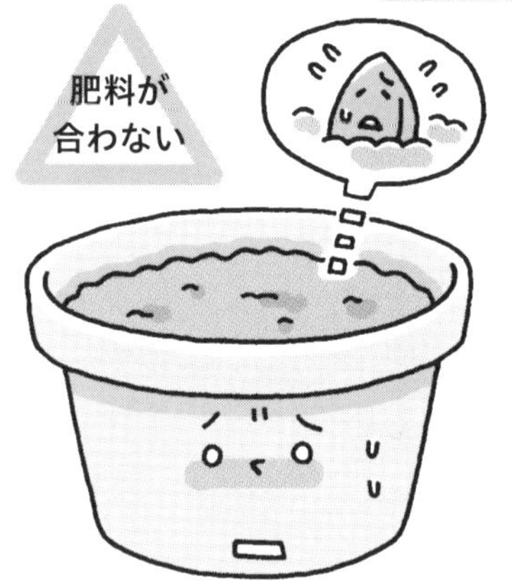
日に当てすぎ
水をあげすぎ
土がかたすぎ
肥料が合わない

種子が育つには、光、水、土、肥料が不可欠。育てるのが難しい種子であればなおのこと、環境の工夫が必要

でこぼこに合った環境でないと伸び悩んでしまう

発達のでこぼこがある子は、本人を取り巻くさまざまな環境に発達を妨げる要因が多いといえます。発達を促すには、本人に合った環境を用意することが重要です。

例　気が散りやすい子の場合

勉強するときに部屋の窓やカーテンが開いている

▼

外の様子や音が気になって集中できない　など

本人が成長しやすい環境に置くことが大切

大人から見てどんなに整った環境でも、その子の持つでこぼことかみ合わなければ意味がありません。本人が成長しやすい環境づくりが大切です。

**適度な
水やり**

**適切な
土と肥料**

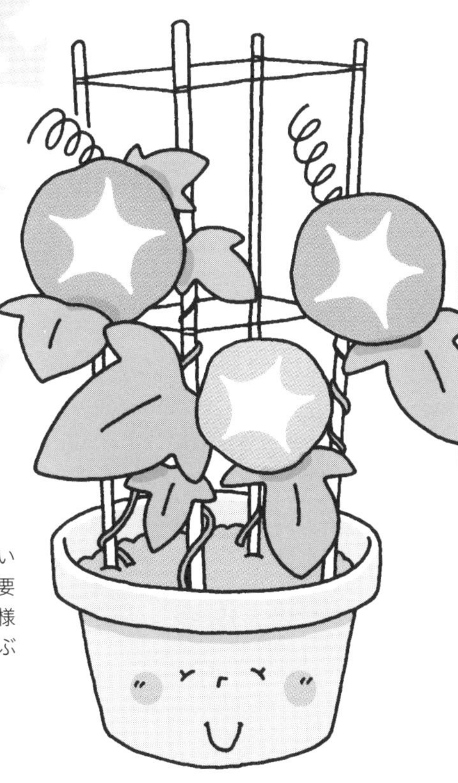

日照時間や水やりは、少しでいい種子もあれば、たっぷり必要なものもある。土や肥料も同様に、その種子に合うものを選ぶことで成長を助けてくれる

育っていくための環境づくりを周囲の大人が手伝う

でこぼこのある子の環境づくりは、親をはじめ、周囲の大人の出番です。発達に必要な支援と考え、でこぼこへの理解、配慮、工夫を心がけます。

例 気が散りやすい子の場合

気が散りやすいというでこぼこがあるのだと「**理解**」する

▼

勉強するときなど、集中が必要な場面では
- 部屋の窓やカーテンを閉める
- (学校なら) 机にパーテーションを置く

などの「**配慮**」「**工夫**」をする

光　水　土　肥料 ＝ 親をはじめとする周囲の大人の 理解　配慮　工夫

遠回りせずにすむよう、育て方のコツを知る

子どもに発達のでこぼこがあると、育児が一筋縄ではいかず、大変な場面が多いかもしれません。ですが、育て方のコツがわかれば、負担を減らすことができます。

でこぼこのある子の育て方にはコツがある

発達のでこぼこがある子に対しては「こうすると伸びる」「トラブルが減る」という方法論が、ある程度確立されてきています。

じっとしていられない	食べ物の好き嫌いが多い	言ったことが伝わりにくい
余計な刺激を減らす 刺激が多い環境がネックに。まずは音や光など余計な刺激を減らす	**食べられるものを楽しく食べる** 特定の食感や、味が混ざるのが苦手なのだと理解して対応する	**言葉かけを工夫する** 抽象的な言葉かけは伝わりにくい。短くシンプルに、具体的に伝える

本人に合うものを取り入れられると毎日の生活がスムーズになっていく

家でできることがたくさんある

グレーゾーンの子の子育ては、親子で苦労しがちです。ただ現在では、でこぼこのある子の困りごとのパターンがある程度わかってきて、適した対応の仕方が確立されつつあります。育て方のコツがわかれば、遠回りせずに子どもに合った対応ができ、親子にとってよい環境を築きやすくなります。

そういった情報をもとに、まずは自分たちなりの工夫でよいのでうまくいきそうなことを試してみましょう。また、孤軍奮闘するのではなく、頼れる相談先もあると安心です。必要を感じたときは、専門機関を頼るのもよいでしょう。

自分たちに合う方法を見つけていく

大切なのは、日々の困りごとにどう対応していくか。周りも頼りながら、一歩ずつ進んでいきましょう。

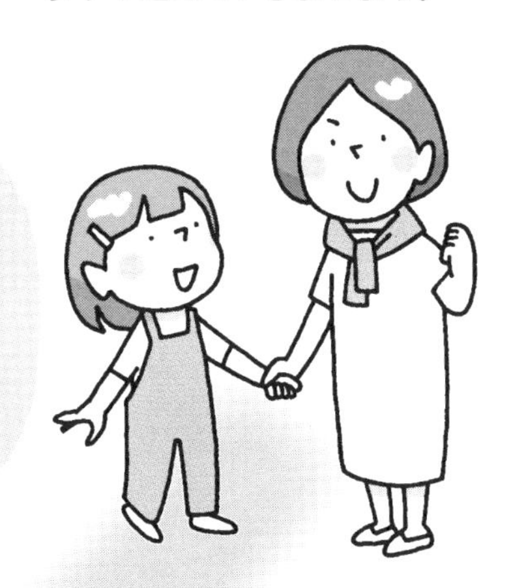

うまくいったやり方はメモしておく

同じやり方でも、時と場合によってうまくいったりいかなかったりするものです。さまざまなレパートリーを備えておくことが大切です。

まずは自分たちなりにいろいろ試してみる

本書で紹介する方法をはじめ、「こうしたらうまくいくかも」と思うことを、自分たちなりに試してみましょう。

▶2章～4章参照

専門機関を頼る

療育相談センターなどの専門機関を頼るのも方法の一つです。心理士や医師などの専門職に、より具体的な支援の方法を相談できます。

▶P40参照

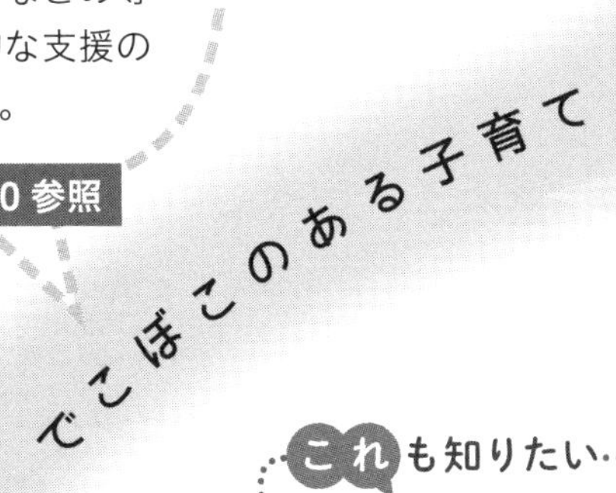

頼れる相談先を探す

手詰まりになりそうなときは、第三者を頼ることも大切。園や学校の先生、保健センター、小児科医など、身近なところに相談を。

▶P38参照

＼ゴール／

大人になったときの自己支援

▶P30参照

これも知りたい

親自身も、自分のこれまでを振り返ってみる

発達のでこぼこは遺伝的な要因が大きく、ある程度は親から受け継いでいると考えるのが自然です。そこで親自身も、自分のこれまでを振り返ってみるとよいでしょう。自分の親に言われてうれしかったこと、嫌だったことなどから、わが子への支援のヒントをつかめることがあります。

COLUMN 専門家からひと言①

診断がつかないのではなく、“つく出会いがない”可能性も

受診の機会がめぐってこない

一四ページで解説したとおり、発達障害のグレーゾーンとは、診断の有無に関わらず支援が必要な状態を指します。診断がつかないのは、でこぼこの程度が軽いなどで診断基準を満たさない場合が考えられますが、それだけではありません。「診断がつく出会いがない」可能性もあるのです。

発達障害の専門医は数が少なく、医師側のスキルにも差があるのが実情です。また、親がなかなか踏み切れず受診に至らないことも。専門機関とのよい出会いがあれば状況は変わるかもしれません。

認知症の支援と同じで“困っていたら支援”が原則

ただし、診断がついていなくても支援はできます。その考え方は、高齢者の認知症に対する支援と同じです。

認知症の場合、認知症と診断されていなくても、日常生活に支障が出ているなら介護認定を申請し、公的サービスを受ける、というふうに動きます*。診断の有無に関わらず、困りごとがあれば支援を始めるのが原則なのです。

子どもの発達障害についても、医療機関で診断がついてからではなく、困りごとがあればそれを起点に支援を始めていきましょう。

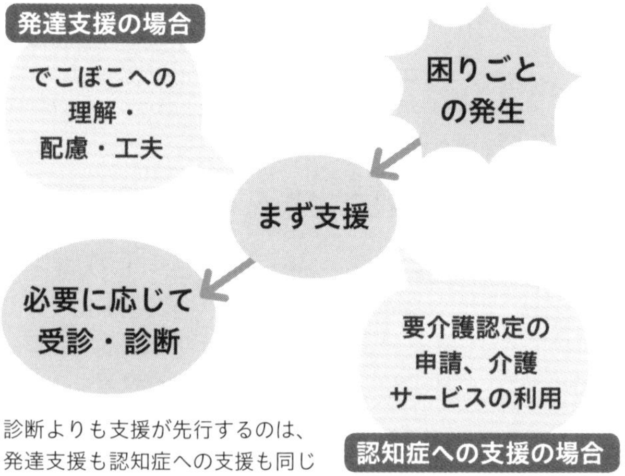

診断よりも支援が先行するのは、発達支援も認知症への支援も同じ

＊介護認定の申請の際に、主治医の意見書は必要です。

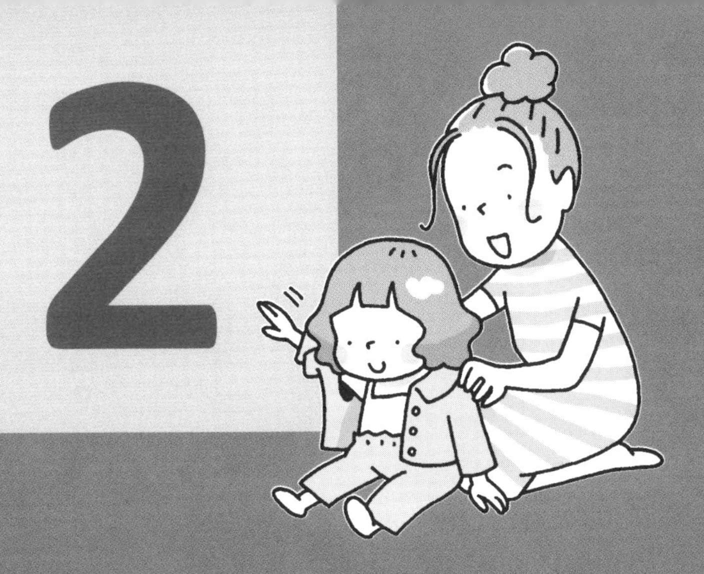

2

グレーゾーンの子の“発達支援”の基本

発達にでこぼこがあっても、
周囲の適切なサポートがあれば、ちゃんと発達します。
そのためには、子どもの持つでこぼこを「理解」し、
それに見合った「配慮」や「工夫」を実践して、
日々の困りごとに対処していくことが必要です。
基本をおさえておきましょう。

発達支援は「理解」「配慮」「工夫」の三本柱

グレーゾーンの子には、診断の有無に関わらず、適切な支援が必要です。
現在の発達支援の基本的な考え方を知っておきましょう。

支援モデルの変遷

発達のでこぼことその支援に対する捉え方は、時代とともに少しずつ変化してきています。

医療モデル

障害は個人にある

体の病気と同じく、発達障害における障害は個人の心身機能によるものとする考え方。しかし発達のでこぼこは治療できるものではなく、個人の対応にも限界があり、発達障害の人の社会参加は難しい状況でした。

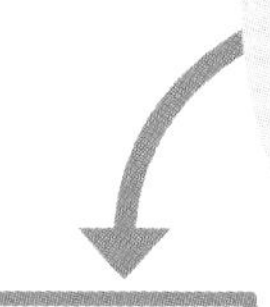

療育モデル

障害のある人を集めて訓練する

発達のでこぼこがはっきりしていて、日常生活で障害が生じている人を集めて訓練するという考え方。発達障害の頻度を考えると、専門機関のキャパは圧倒的に不足していました。

今ここ

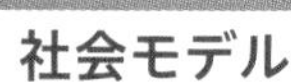

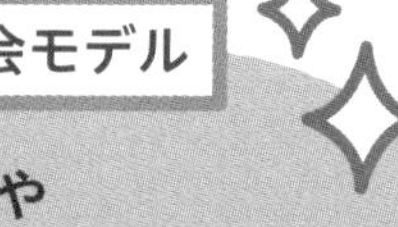

社会モデル

障害は環境や関わり方にある

障害は社会、すなわち環境や関わり方にあるという考え方。でこぼこが目立つ人を「少数派」、目立たない定型発達の人を「多数派」と捉え、個に合わせた環境づくりで全員の社会参加を目指します。

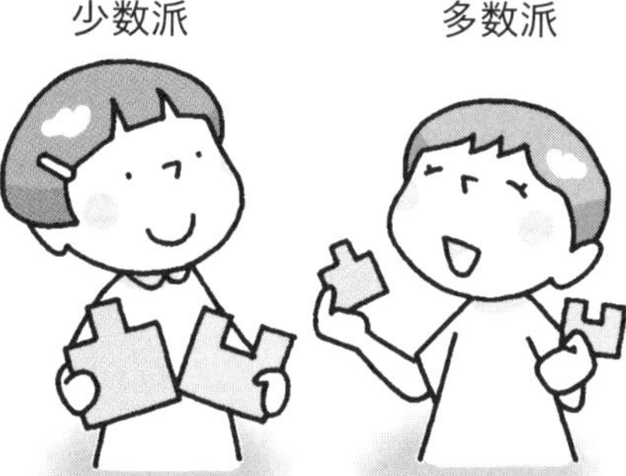

“個”に合わせた環境づくり
（理解、配慮、工夫）

社会参加の達成

毎日の生活がスムーズに進むようサポートする

今と昔とでは、発達障害の捉え方や支援モデルが変わってきています。現在は、発達のでこぼこが目立つ〝少数派〟の人も、〝多数派〟の定型発達の人も、全員が社会参加できるような環境づくりが大事だとされています。

支援の基本となるのが、理解、配慮、工夫の三本柱です。たとえば、音に敏感な子どもは、音を遮断するために自分の耳をふさぐことがあります。それが「音に敏感」という感覚のでこぼこからくる行動だと理解し、刺激を減らすための配慮や、具体的な工夫を考えます。困りごとに対して作戦を練って解決していくイメージです。

残念なのは、本人のでこぼこゆえの行動を「わがまま」だと誤解してしまうことです。まずは親をはじめ、周りの大人の理解が何よりも重要です。

でこぼこを理解し、配慮し、工夫する

グレーゾーンの子の発達支援は、でこぼこに対する周囲の理解から始まります。どんなでこぼこがあり、何が得意で何が苦手なのか、それに見合った配慮と工夫は何かを考え、実践していきます。

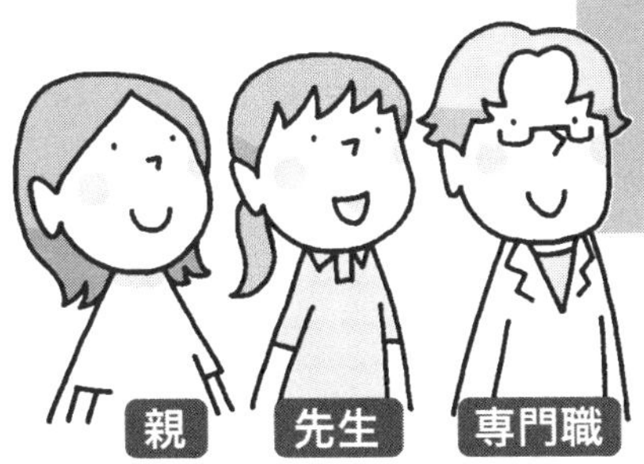
こういうことをやってみるのはどうかな？
でこぼこがある子の発達支援
こういう特性があって○○が苦手だけど、○○は得意なんだな
3 工夫
2 配慮
1 理解
うまくいくためにはどうするのがいいんだろう
親
先生
専門職

周囲の大人が連携して対応する

➡ 最終的には、本人が自分で対処・工夫できるようになることを目指す（→ P30）

支援のスタートは、日々の困りごと

「とにかく育児に手を焼いている」という人は、まず、子どものどんな様子に、どんなシーンで困っているのか、整理してみましょう。日々の困りごとを認識して理解することが支援のスタートです。

困りごとの例

困りごとは、本人の持つでこぼこが、その時々の状況や場面とかみ合わないことから起こります。

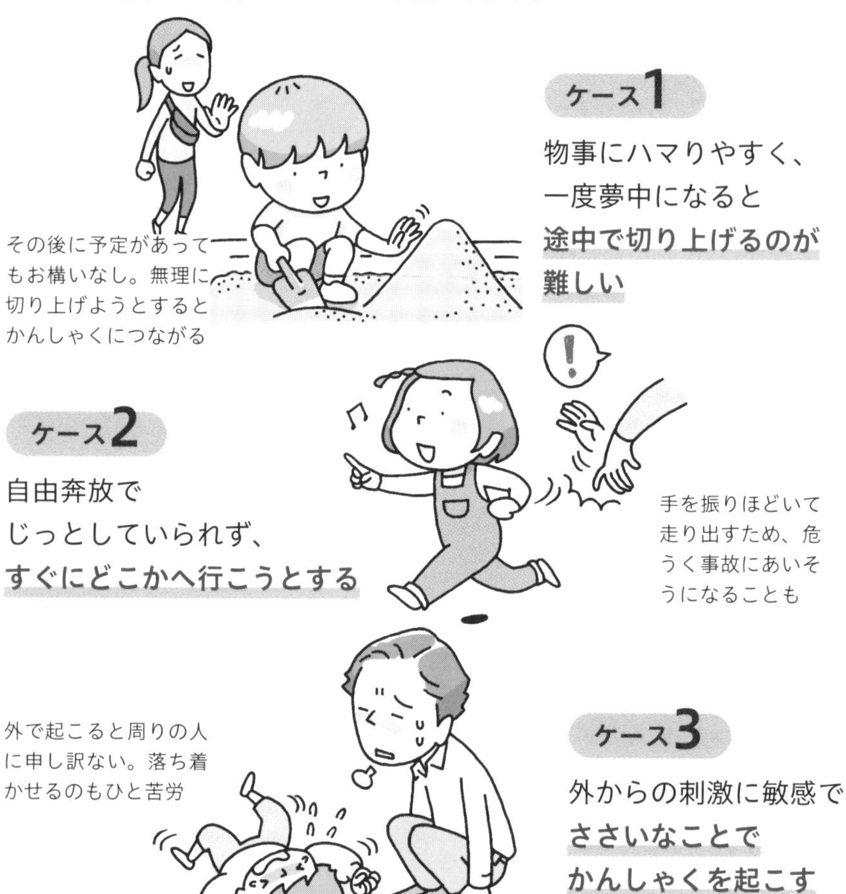

ケース1

物事にハマりやすく、一度夢中になると**途中で切り上げるのが難しい**

その後に予定があってもお構いなし。無理に切り上げようとするとかんしゃくにつながる

ケース2

自由奔放でじっとしていられず、**すぐにどこかへ行こうとする**

手を振りほどいて走り出すため、危うく事故にあいそうになることも

ケース3

外からの刺激に敏感で**ささいなことでかんしゃくを起こす**

外で起こると周りの人に申し訳ない。落ち着かせるのもひと苦労

周りの人だけでなく、本人も困っている

「無理やり中断させられる」「動きたいのをがまんする」「イライラが止まらない」などは、子ども本人にとってもつらい状況です。

ミスマッチを軽減できるよう、作戦を練る

でこぼこ自体を正そうとするのではなく、どうすれば困った状況を避けられるか、スムーズに事が運ぶかという視点で作戦を練ります。

ケース1に対する作戦

ハマりそうなものを避けて通るか、時間に余裕をもって出かける

ケース2に対する作戦

危なくならないように、大人が手や目をはなさない

ケース3に対する作戦

かんしゃくの原因をひとつずつ見つけて取り除く

おさまるまでじっと待つ

など

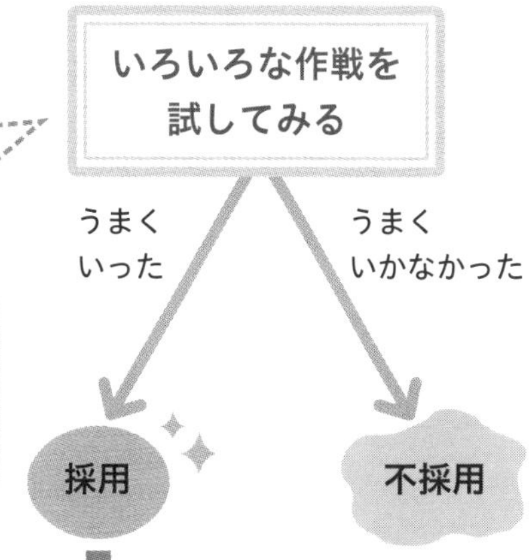

いろいろな作戦を試してみる

うまくいった → 採用

うまくいかなかった → 不採用

レパートリーを増やしていく

効果のほどは子どもによります。ひとつの作戦にこだわらず、うまくいけば採用し、いまいちなら別の作戦を考えながら、レパートリーを増やしていきます。

困っていること、心配していることに焦点を当てる

体の病気は診断名をつけてから治療に入りますが、発達障害では診断の有無に関わらず、発達のでこぼこによって日常に困りごとがあれば支援を開始します。

でこぼこは気になるものの、とくに困りごとはない、ということもあるでしょう（↓P16）。それは運よく環境とのミスマッチが起きていないからで、入園・入学などによって環境が変わると、ミスマッチが生じ、本人が悩んだり、周囲の人が困ることがあるかもしれません。心配な点があれば、作戦を立てておくとよいでしょう。

支援のポイントは、でこぼこ自体を正そうとするのではなく「どうすれば困りごとを減らせるか」を考えることです。環境を変えれば、でこぼこがあること自体は変わらなくても、ミスマッチを軽減することができます。

ゴールは、大人になったときの「自己支援」

発達支援の目標は、今の困りごとに対処するだけでなく、その先にあります。子どもが大人になったときに、自分自身で上手にでこぼこと付き合いながら、社会生活を送れるように導くことです。

大人になったときを見据えて支援していく

幼少期の発達支援は、その子が大人になったときに自分ででこぼこに対処するための第一歩です。今すぐに作戦がうまくいかなくても悲観的になることはありません。試行錯誤しながら、対処する術(すべ)を身につけていけばよいのです。

親や周囲の人々から支援を受けて成功体験を重ね、自分で工夫ができるようになることを「当事者能力の育成」と呼びます。自己支援ができるようになること、困ったときに周囲に助けを求められるようになることが、本人なりの社会参加へとつながります。これが発達支援の最終的なゴールです。

でこぼこに自分で対処できるように導く

発達のでこぼこは、大人になっても基本的には変わりません。親にできるのは、成功体験を重ねながら少しずつ本人にでこぼこを自覚させ、自分で自分をモニターできるように導くことです。

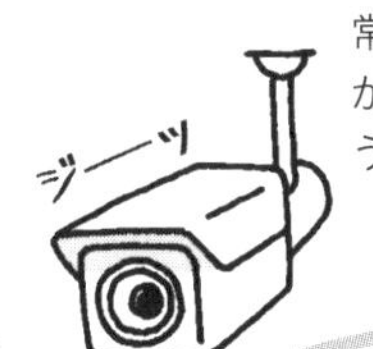

常に定点カメラが回っているような感覚を持つ

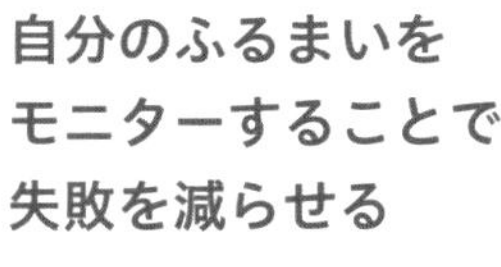

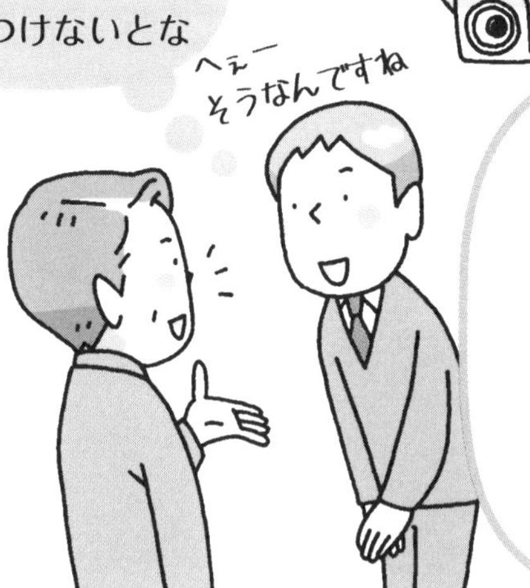

自分にはちょっと空気を読めないところがあるから気をつけないとな
へぇーそうなんですね

自分のふるまいをモニターすることで失敗を減らせる

たとえば、空気を読むことが苦手な場合、「自分の言動が他人とずれているかもしれない」と意識することができれば、人との衝突を回避しやすくなります。

自己支援が社会参加につながる

最終的に目指すのは、本人なりの社会参加です。苦手や得意を自覚し、うまく取り扱えるようになれば、大人になったときに社会生活を営んでいくことができます。

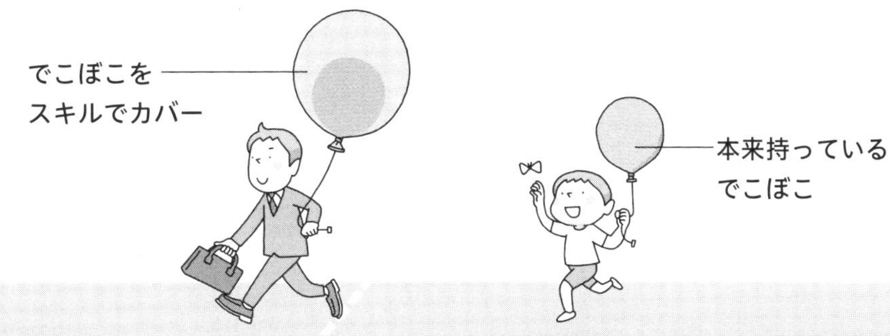
でこぼこを
スキルでカバー
本来持っている
でこぼこ

自分で対処していく　周りに支援してもらい、対処法を学ぶ

本人 その時々で自分なりに対策を考え、対処できる ◀ **本人** でこぼこを自覚し対処のしかたを身につける ◀ **親** 少しずつ本人に任せてやらせてみる ◀ **親** でこぼこに気づいてフルサポートする

自己支援

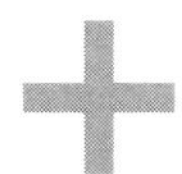

成功体験を重ねていく（→ P34）

苦手にうまく対処する

苦手分野は、「自分に合うやり方で乗り切る」「周りにSOSを出す」など、うまく立ち回ることが大切。「やらなくて済むことはやらない」のも一つの手です。

＋

自分の“得意”を活かす

突出している能力は、平坦にしようとせず、活かす方向で考えることも重要です（→ P 35）。仕事や趣味活動などにうまくハマると強みになります。

本人なりに社会参加ができる

失敗は成功のもとではなく、二次障害のもと

〝失敗は成功のもと〟といいますが、このことわざは、グレーゾーンの子を育てるうえでは参考にならないかもしれません。むやみに失敗を重ねるのは自己肯定感を下げるだけだということを、心にとめておきましょう。

“とりあえずやってみよう”は要注意

グレーゾーンの子にとって、サポートなしのチャレンジは失敗しやすく、自己肯定感の低下につながるリスクがあります。

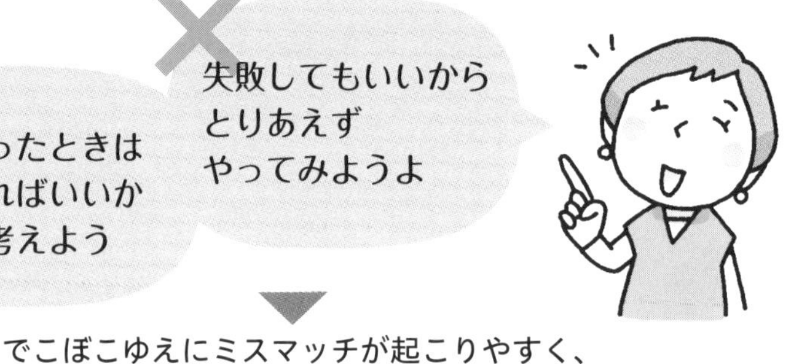

ダメだったときは
どうすればいいか
自分で考えよう
失敗してもいいから
とりあえず
やってみようよ

でこぼこゆえにミスマッチが起こりやすく、

自分で考えて
やっても
失敗しがち

試しにやっても
うまくいかない
ことが多い

それが続くと

自己肯定感がすり減ってしまう

うまくいかない場面が人より多い

定型発達の子のなかには、失敗した経験を糧に成長する子もいるでしょう。けれども、グレーゾーンの子の場合、でこぼこゆえにうまくいかないことが多く、ダメ出しをされがちです。それなのに、親が「ダメでもいいからやってみよう」というスタンスだったり、アフターケアをしないでいたりすると、子どもは失敗続きで自己肯定感が下がってしまいます。

でこぼこに合った環境がつくられないことで生じる困難を「二次障害」といいます。アフターケアなしの失敗体験は二次障害のもとになりかねず、注意が必要です。

ミスマッチの連続から二次障害が発生する

失敗は、でこぼこと環境とのミスマッチから生じます。ミスマッチが改善されず失敗が続くと、大きなストレスを生み、やがて二次障害へとつながることがあります。

失敗体験

アフターケアあり → 成功体験につながり、発達が進む（→ P34）

アフターケアなし → 自己肯定感の低下 / ミスマッチが改善されない

それが繰り返されると……

二次障害が発生する可能性も

不眠	ストレスなどで脳が休まらず、寝つきが悪くなったり、夜中に目が覚めたりして、十分に眠れない
適応障害（不登校など）	自分の置かれた環境にうまく適応できない。子どもの場合、登園しぶりや不登校などとして表れることが多い
うつ症状	心身ともにエネルギー切れの状態。気分が落ち込み、気持ちが晴れない。不安や体の疲れ、体の痛みなどとして表れることもある

失敗への叱責は逆効果

でこぼこのある子は「どうしてそんなことをしたの？」と叱られることが多くなりがち。しかし、失敗するのは本人の努力不足ではないため、叱っても自尊心を傷つけるだけです。

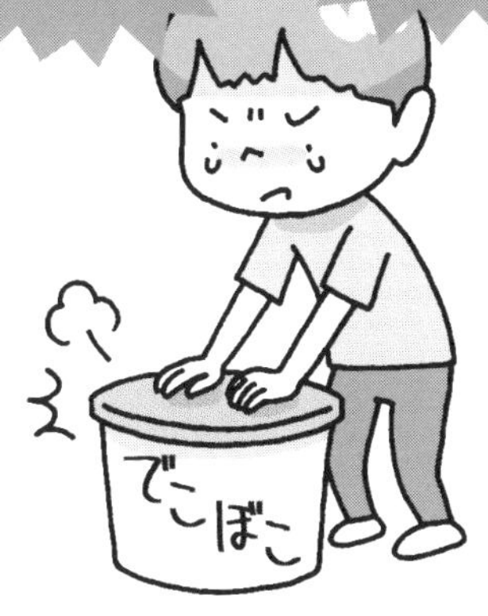
ちゃんとやりなさい
なんでできないの
でこぼこ

過度な叱責やダメ出しは、子どもがでこぼこと向き合う気力を奪ってしまう。ふたをして、見なかったことにする子も

成功体験とアフターケアが何よりも大切

グレーゾーンの子にとって、親のサポートは〝転ばぬ先の杖〟であることが理想です。日常の小さな成功体験を増やすことで、自信をつけていけます。子どもが失敗したときは、フォローを忘れずに。

発達の原動力は成功体験

「できた！」「やった！」という気持ちが自信につながり、「またやってみよう」とチャレンジする力になります。それが、発達を促すことにつながります。

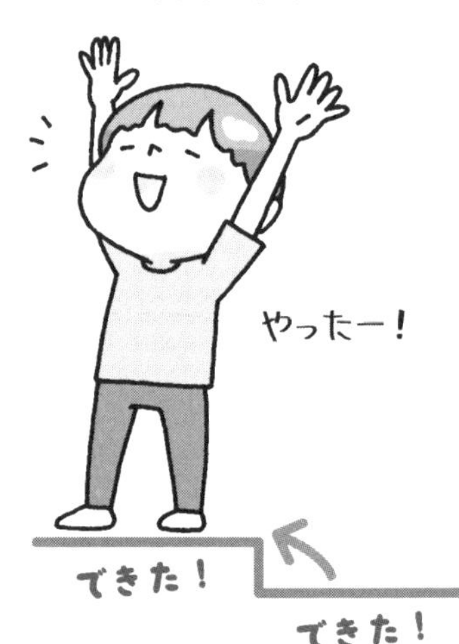
やったー！
できた！
できた！
できた！
できた！

ハードルは最初から低めに設定するのがポイント（→ P42）

小さな「できた！」を積み重ねる

大人の目からはできて当然と思えることでも、子どもの「やった！」という気持ちを尊重することが大切。小さな成功をすかさずほめ、成功体験を積み重ねていきましょう。

失敗したときは……

周りが手伝ってリカバリーすればOK

でこぼこのある子がひとりで失敗から学ぶのはむずかしいもの。「こうすればうまくいくよ」「いっしょにやってみよう」など、周りが手伝って成功体験につなげましょう。

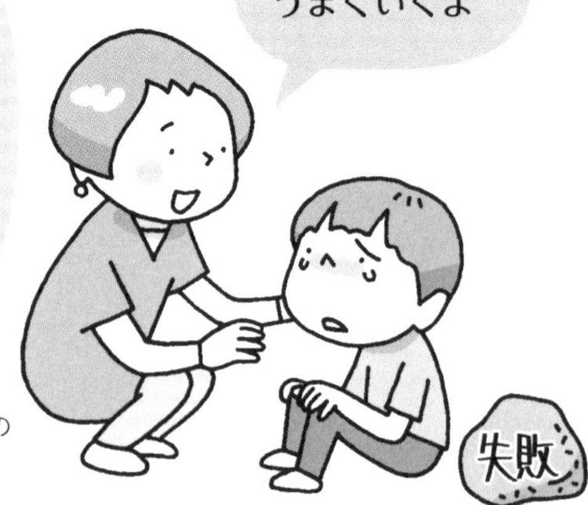
こうすると次はうまくいくよ
失敗

具体的にどうすればいいのかを提示することが大切

でこぼこの“凸”にも注目する

グレーゾーンの子は、苦手な“凹”の部分がどうしても目立ちますが、得意な“凸”の部分もちゃんと持っています。そこを伸ばせるような経験も大切にしていきましょう。

“好き”や“得意”をいい方向に活かす

「じっとしているのが苦手」という凹の部分は、「体を動かすのが好き」という凸の部分でもあります。運動系の習い事をするなど活かす方向で考えて。

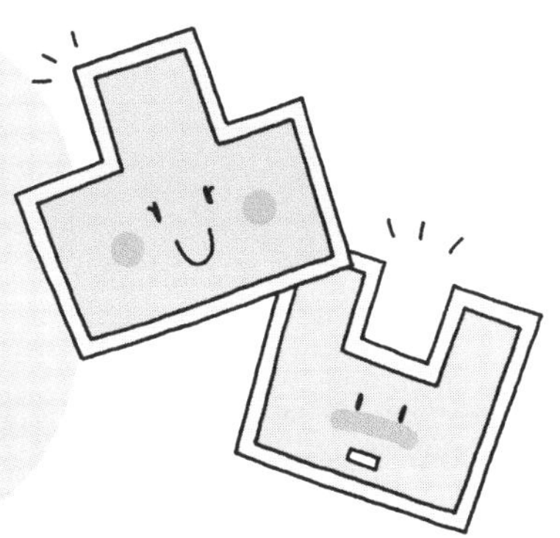

得意も苦手も含めて“でこぼこ”と呼ぶ

親が受けとめてくれたという経験は強みになる

突出したでこぼこは才能になることも。周りの迷惑になるなどやめさせたい行動でなければ、ありのまま受けとめることも大切です。

すごいじゃない！次は何を見せてくれるの？

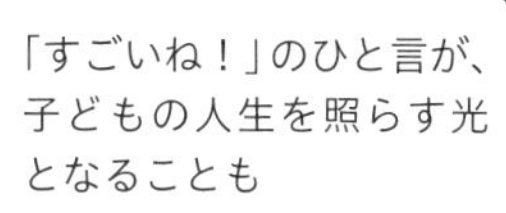

「すごいね！」のひと言が、子どもの人生を照らす光となることも

「できた！」という達成感を大切にする

発達にでこぼこがあっても、適切な支援をすれば、その子のペースで発達していきます。その原動力となるのが、成功体験です。

たとえば、じっとしているのが苦手な子が、おやつを食べる間は座っていられたなら、ほめてあげましょう。ささいなことでよいのです。「できた！」という喜びや達成感が小さな成功体験となり、それが積み重なることで、発達が促されます。

もちろん失敗することもあるでしょう。そんなときは「次はこうしよう」と提案したり、いっしょにやってあげたりして、リカバリーすればよいのです。

親自身も支援の成功体験を積み重ねることで、育児に自信を持つことができます。自分だけではうまくいかないときは、周囲や専門家に相談しましょう（↓Ｐ38）。

最初はフルサポートで、少しずつ手を離す

発達支援では親のサポートが大事、とはいっても、過保護なのではないかと心配になる人もいるでしょう。最初はフルサポートで大丈夫です。手を離すタイミングは自然とわかるものです。

手取り足取り積極的に手伝ってOK

発達のでこぼこによってできないことがあるなら、親が積極的に手伝いましょう。その際、「甘やかしすぎだ」「自分でやらせたほうがいい」などの声が聞こえても、気にすることはありません。手助けや声かけをしないとうまくできないことが多いのですから、サポートは転ばぬ先の杖であり、必要な支援です。その点は、定型発達の子の子育てと異なります。

もちろん、いつまでもフルサポートでは独り立ちができません。子どもは成功体験を積むことで自信をつけていくので、少しずつ手を離していけばよいのです。

フルサポート＝甘やかしではない

手厚い支援は、子どもへの“甘やかし”とも捉えられがちです。その認識を改めることも、支援の第一歩として重要です。

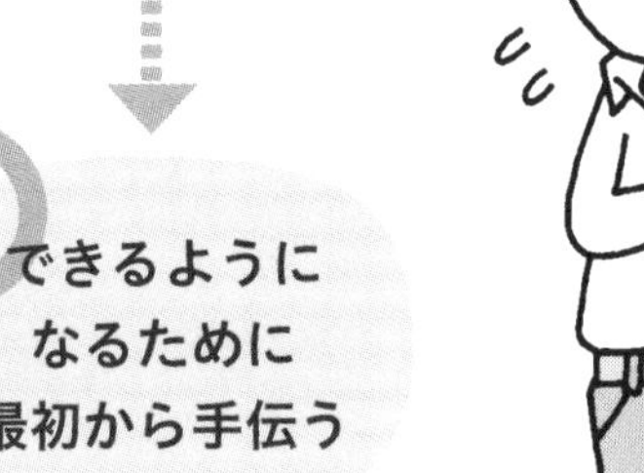

×
甘やかすとわがままになるのでは？
×
手伝ってばかりではいつまで経ってもできるようにならないんじゃ……
○
甘やかしではなく子どもにとって必要な支援
○
できるようになるために最初から手伝う

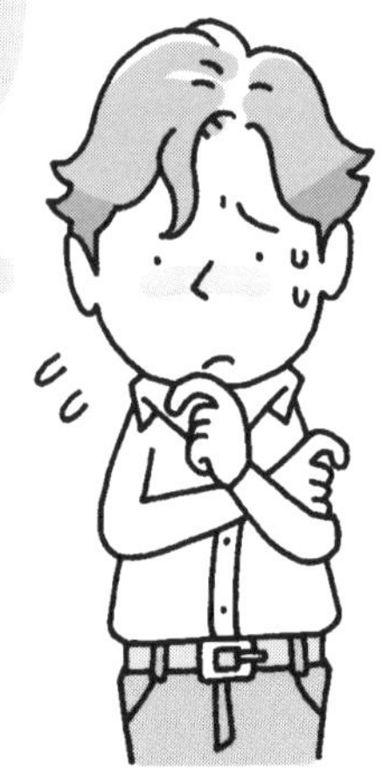

そこまで手伝っていいものか心配になる親は少なくないが、必要な支援と割り切ってOK

まずは親自身の認識を改めよう

少しずつ「自分で」を促していく

手を離すタイミングは、子ども自身が教えてくれます。それまでは様子を見ながら、遠慮なく手伝い、成功体験を積んでいきましょう。

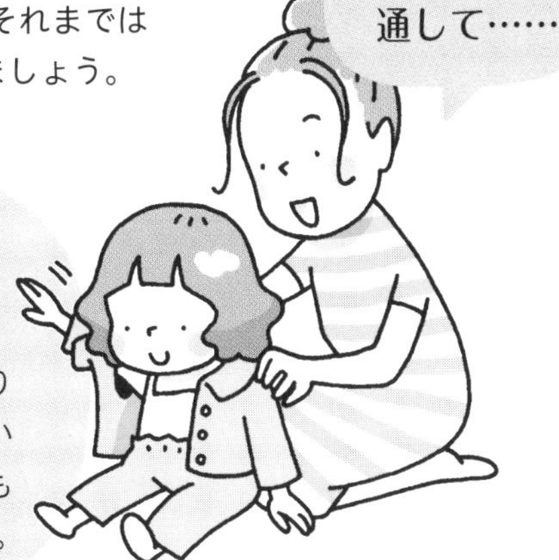
おててを
通して……

代わりにやる

手取り足取り教える

答えを教える

など

1

最初は手取り足取りでかまわない

お手本を見せるつもりで、「こうするとうまくいく」という方法を子どもといっしょに実践します。

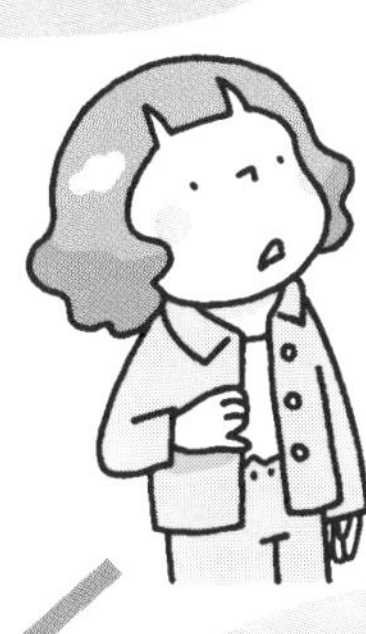
お母さん、いつも
なんて言ってたっけ？

2

少しずつ自分でやるよう促してみる

うまくできるようになってきたら、「自分でやってみる？」など、少しずつ本人に任せていきます。それでもできないところは、遠慮なく手伝ってＯＫです。

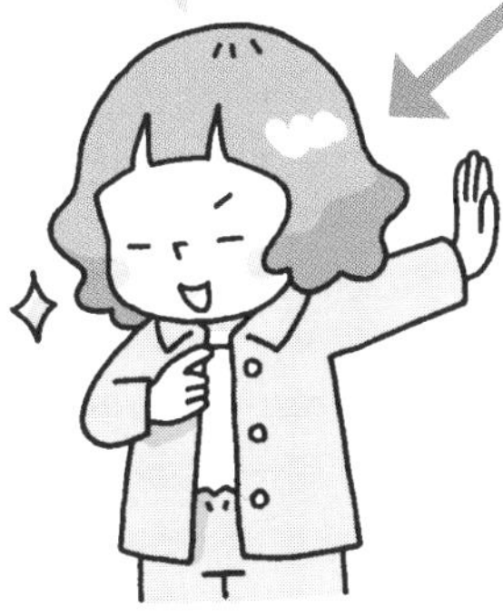
自分でやる！

3

「自分で！」が出てきたら手を離すチャンス

子どもの表情に注目しましょう。手伝うと不満な顔をしたり、「自分でやる！」と言ってきたりしたら、手を離すチャンス。声かけ程度にとどめ、基本は見守りに徹します。

よりよい作戦を練るための相談先を見つける

親として、我が子にどのような支援をしたらよいのかわからない、試したけれどうまくいかない、と悩むこともあるでしょう。気軽に相談できる先を見つけておくと、安心かもしれません。

いっしょに作戦を練ってくれる相手を探す

発達にでこぼこのある子の育児にはコツがあります（↓P22）。子どもができるだけ日常をスムーズに過ごせるための作戦を立てるわけですが、なかなかうまくいかないこともあるでしょう。そんなとき、頼れる相談先があると心強いものです。

発達障害の専門医でなくてもよいので、幼稚園や保育園、小学校の先生、かかりつけの小児科医、保健センターなど、まずは気軽に相談できるところで探してみてください。より詳しい相談が必要と感じた場合には、専門機関にかかるのもよいでしょう（↓P40）。

主な相談先の例

発達障害を専門にしていなくても、子どもを多く見ている機関であれば、情報を得ることができるはず。まずは身近なところで探してみましょう。

学校の先生

子どもの普段の様子を知る担任をはじめ、特別支援教育コーディネーターなどに進んで声をかけてみましょう。

保育園・幼稚園の先生

数多くの子どもを見てきた、子どものプロといえます。園での様子もわかるので、在園中なら話を聞いてみるとよいでしょう。

かかりつけの小児科医

普段から診てもらっている小児科医に、相談を持ちかけてみてもよいでしょう。

保健センター

保健師などが所属し、子どもの発達に関する相談に乗ってくれます。窓口は、自治体のホームページなどで調べてみましょう。

＼そのほか／

子育て支援センターなどに足を運んでも◎

子育て相談の延長でＯＫ

日々の困りごとにどう対応するとよいか、アドバイスをもらうことが目的です。子育て相談の延長で、気軽に話を持ちかけてみましょう。

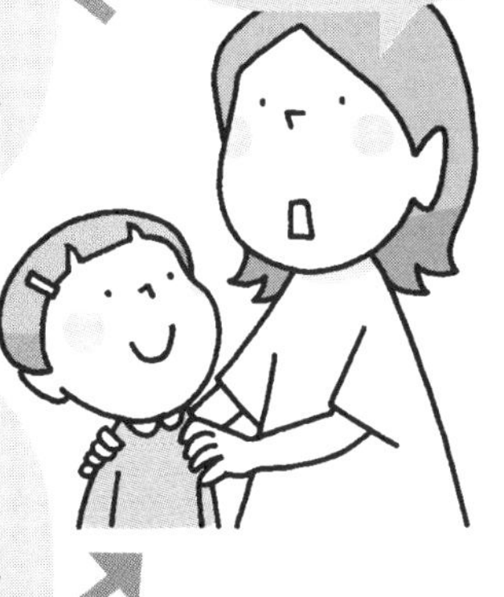
うちの子は
こういうことで
困ることが
多くて……

家で自分たちなりに工夫していることを伝える

困りごとといっしょに、家でやっている具体的な対応を伝えられるとベター。相談相手から、それをふまえた提案を得やすくなります。

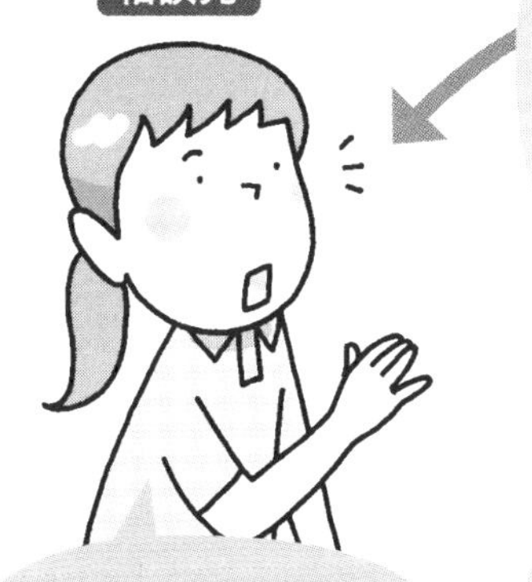
相談先
もしかしたら
お子さんはこういう
ふうに感じているの
かもしれませんね

効果がありそうなアイデアは試してみる

相談相手によって視点は異なりますが、何かしらのアイデアをもらえるはず。子どもに合いそうなものはどんどん試してみましょう。

これも知りたい

相談してもスッキリしないときは？

相談したものの何かスッキリしないときは、その気持ちを大事にしてください。「先生がこう言ったから」と自分を無理に納得させる必要はありません。自分たちに合ったアドバイスをもらえるまで、さまざまな人に相談をしてみるとよいでしょう。

ただし、口当たりのよいことだけを言ってくれる人がよいアドバイザーとは限りません。辛口であっても、正しい知識を持ち、親身になってくれる人を探したいものです。

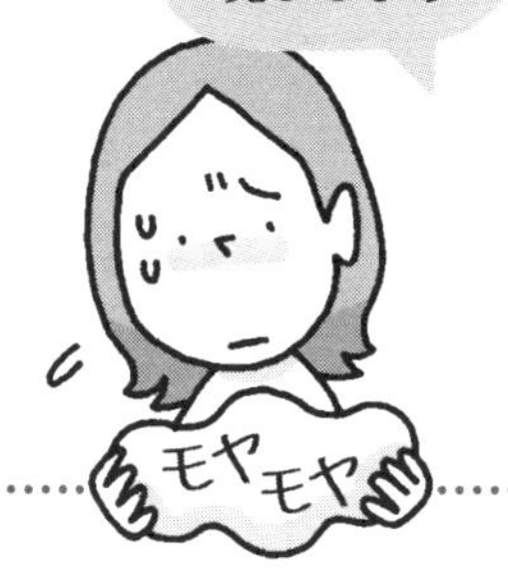
大丈夫ですよ
様子を
見ましょう
モヤモヤ

COLUMN 専門家からひと言②

専門機関にかかるのは相談したいと思ったときでOK

早期対応は大切だけど受診は焦らなくていい

発達にでこぼこのある子と日々向き合う中で、発達に関する専門機関を受診すべきか、迷っている人もいることでしょう。

受診のタイミングは、親の中で機が熟したとき。「子どもの発達について相談したい」と、心から思ったときで十分です。

親の心が追いつかないまま受診しても、気持ちは前を向きにくいもの。焦らなくて大丈夫です。

でこぼこのある子の育て方のヒントが得られる

専門機関を受診するメリットは、子の持つでこぼこの傾向と、具体的な支援の方法を相談できることです。でこぼこが定型発達の範囲内なのか、はみ出しているのかは専門家が判断してくれます。

受診した結果、わが子に診断名がつくことに抵抗感がある人もいます。でも、診断名はラベリングにすぎません。診断名があることで、子どもの状態は「わがまま」でもなく「親のしつけが悪かった」わけでもなく、「特性」なのだと周囲の理解を得やすくなります。理解が進めばサポートしてくれる人も増え、今より毎日をスムーズに過ごせるようになるはずです。

診断がついてもつかなくても、親が行うべきことは、その子に合った支援をしていくことに変わりないのです。

自治体によって名称はさまざま

児童発達支援センター

療育相談センター

発達相談支援センター

など

どこへ行けばいいかわからないときは、38ページの相談先や、役所の窓口などで聞いてみよう

3

幼児期

就学“前”にできること

グレーゾーンの子の場合、それほど特徴が際立っていなくても、
保育園や幼稚園での集団生活などを通じて
周りが発達のでこぼこに気づくケースが多いようです。
気づいてからどんな関わり方をしていくとよいか、
困りごとへの具体的な作戦例とともに紹介します。
園との連携のしかたや、就学に備えた準備も要チェックです。

ハードルを低く設定しよう

困りごとの多くは、子どもが今できることと、親の要求水準との間にギャップがあると生じやすくなります。まずは、自分たちのハードル設定が高すぎないか、振り返ってみましょう。

高いハードル設定はミスマッチを生じやすい

困りごとへの対応を考えるときに見落としがちなのが、親から子への要求水準です。そこが高すぎるために生じるミスマッチは、失敗体験につながりやすいのです。

逆にいえば、ハードルを下げるだけで解決できることもあるということです。親には親の思いがあり、ハードルを下げるのは葛藤を伴うかもしれませんが、それがわが子への支援になります。もし、「甘やかしすぎでは？」と周囲の人が難色を示しても、気にすることはありません。成功体験を積みやすい高さのハードルになっているか、見直してみましょう。

親の要求水準は高くなりがち

親は誰しも、わが子に対して「こういうふうになってほしい」という願いがあるもの。でも、グレーゾーンの子にとっては、そのハードルが、今の発達の段階に合っていないことがあります。

定型発達の子が
“今”できることのライン
そろそろ○○が
できるように
なってほしい……
グレーゾーンの子が
“今”できることのライン
……と思っていたけど
もう少し時間がかかる
かもしれないな

意識してハードルを下げることが大切

「今はこれくらいできれば大丈夫」など、親がゆったりと構え、子どもへの要求のハードルを低くしましょう。適切なハードル設定なら成功体験を積みやすく、それが結果として発達の伸びにつながります。

でこぼこに見合ったハードル設定にする

具体的なハードル設定を考えるときは、子どもの持つでこぼこがどんなものかを理解し、それに合わせることが大切。時間とともに自然とできるようになることもあれば、何らかのサポートが必要な場合もあります。

よくある例 **4歳を過ぎても、おむつじゃないとウンチができない**

○ ＡＳＤ由来のでこぼこのひとつだと理解し、声かけは続けつつ本人のペースに任せる

△ 早くトイレでできるようになるようトイレトレーニングに力を入れる

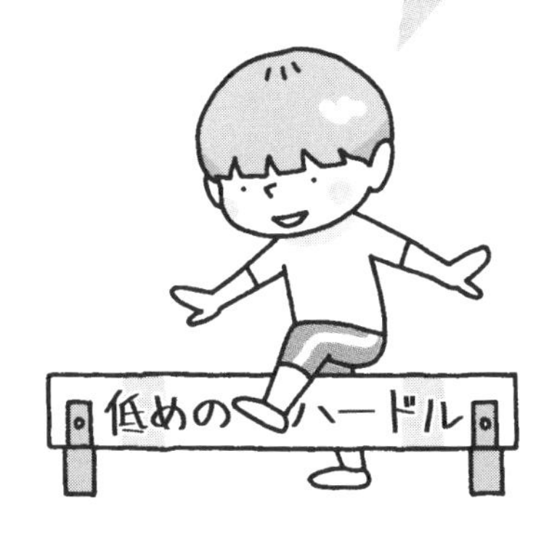

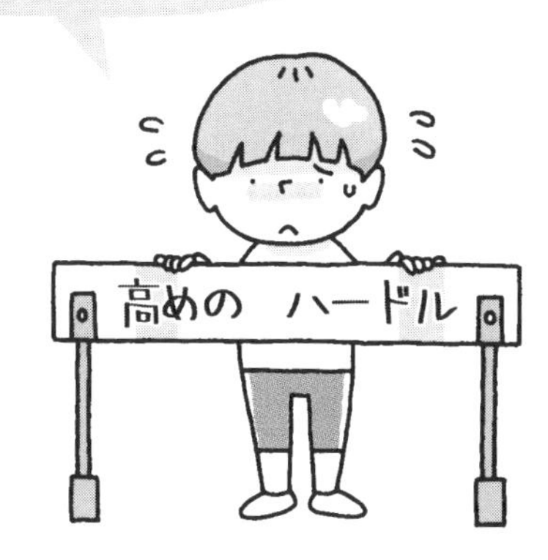

本人はウンチを自分の体の一部のように感じ、それがちぎれてトイレに吸い込まれていくのを怖がっている。無理にさせようとしてもうまくいかないので、急かさず見守るのが◎

これも知りたい

テレビやゲームのハードル設定は慎重に

テレビもゲームも、育児においてＮＧではありません。ただし、ＡＳＤの傾向があるなど、もともとのでこぼこによってはハマりやすい子がいるので、付き合い方が大切です。「好きなときに何時間でも」など、ハードルを何も設けないのはおすすめできません。「テレビは家族でいっしょに見て楽しむ」「ゲームは休日のこの時間帯だけ」「夕飯の支度中は特別にＯＫ」など、慎重に、かつ具体的に決めましょう。

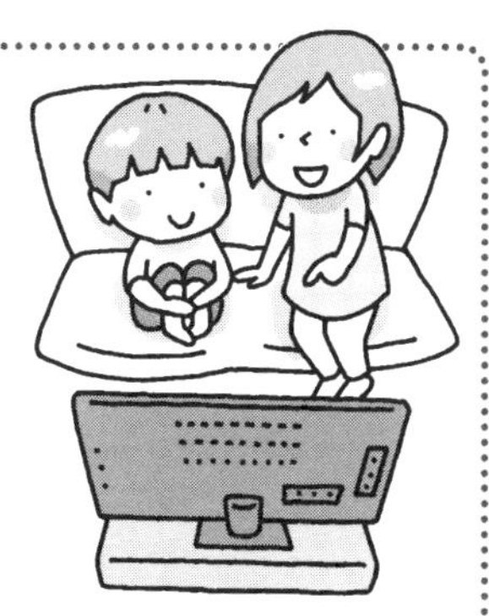

非言語的コミュニケーションを豊かにする

「一歳で単語、二歳で二語文」というわかりやすい指標があるため、言葉の遅れは子どもの発達において気になりがちです。言葉を増やすには、言葉以外でのコミュニケーションの積み重ねが大切です。

言葉以外の手段がたくさんある

子どもには、親に伝えたいことがたくさんあります。明確な言葉にはならずとも、いろいろな方法でなんとか伝えようとします。

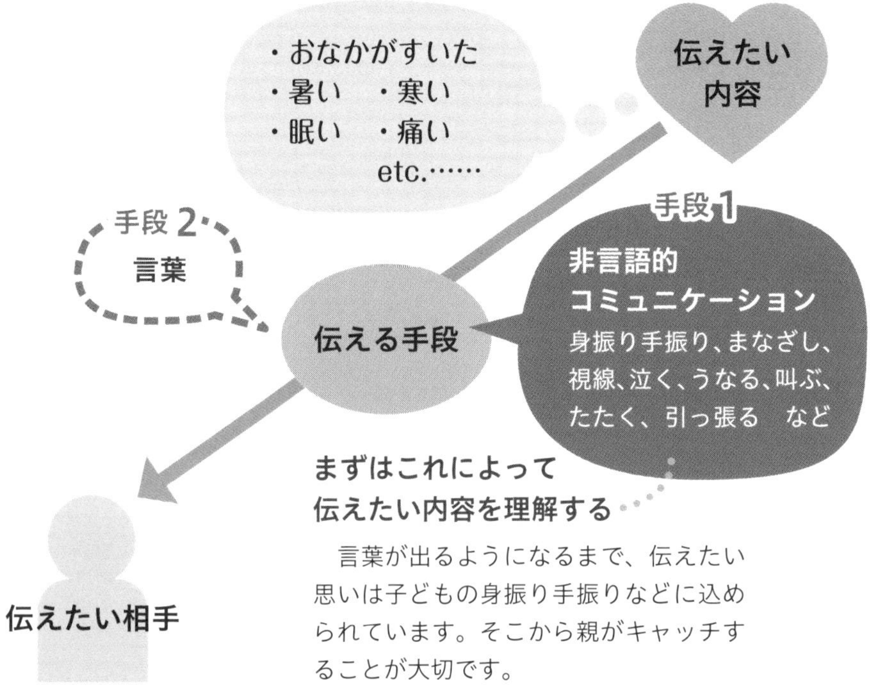

まずはこれによって伝えたい内容を理解する

言葉が出るようになるまで、伝えたい思いは子どもの身振り手振りなどに込められています。そこから親がキャッチすることが大切です。

どんなやり方でも伝わればOKと考える

周りに対する興味・関心が薄い、コミュニケーションの意欲が乏しいなどのでこぼこがある子の場合、言葉が出るのが遅くなることがあります。親は焦るかもしれませんが、ここでも重要となるのがハードルを低くすることです。言葉で伝えてほしいという思いは脇に置き、まずは「どんな手段でも伝わればいい」と考え、言葉以外のコミュニケーションから本人の思いをくみ取っていきましょう。

何よりも、わかろうとする親の姿勢が、子どもの「伝えたい！」という気持ちを育てます。その積み重ねが言葉を引き出すのです。

理解しようとする姿勢が何よりも大切

言葉を増やすために大切なのは、言葉のシャワーを浴びせることではなく、子どもの言いたいことに耳を傾け、非言語的コミュニケーションでも親が理解していくことです。

×
ちゃんと言わなきゃわからないでしょ

○
麦茶じゃないのかじゃあ何を飲みたいんだろう？

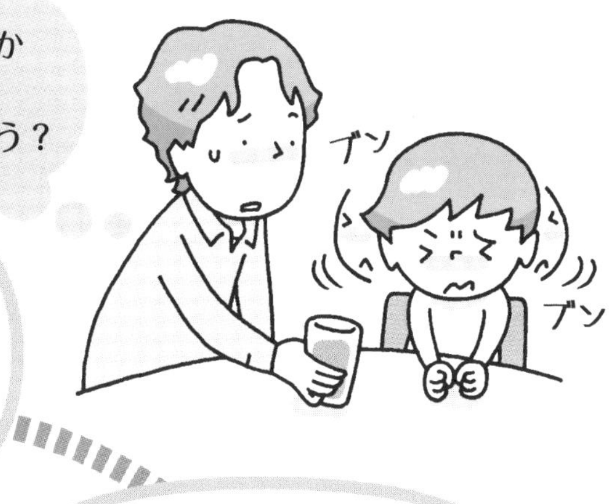

子どもの思いに耳を傾ける

子どもと向き合い、「この子は何が言いたいんだろう？」と、親がその思いを理解しようとする姿勢が、言葉の発達の第一歩になります。

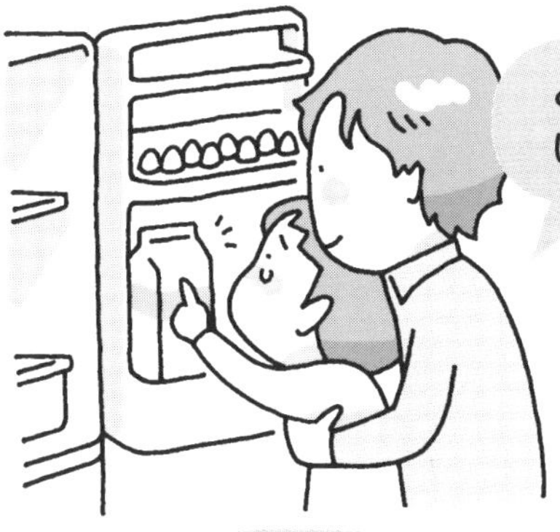

どれがいいの？

はずれてもいい。くみ取る努力をする

子どもの伝えたい思いをあの手この手で探ります。たとえ見当違いでも、「わかろうとしてくれた」と子どもに感じてもらうことが重要です。

冷たい牛乳じゃなくて温かい牛乳がいい……

あったかいやつがいい！

積み重ねていくうちに言葉が引き出される

次第に、子どものなかで伝えたいことを伝えきれないもどかしさが生まれ、それに後押しされるように言葉が発達していきます。

伝わりにくいと感じたら、言葉かけを工夫

グレーゾーンの子を育てていると、「言うことを全然聞いてくれなくて困る」と感じる場面があるかもしれません。そんなときは、本人への伝え方を工夫してみましょう。

伝え方にもコツがある

ポイントは、言葉の“量”も“質”もシンプルにすること。かつ、本人が理解しやすい言葉を選びましょう。

1

注意を引きつける

伝える前にひと言「大事なことを言うよ」「今からお母さんが言うことを聞いてね」と言ったり、軽く手を鳴らしたりして注意をひくと、耳に入りやすくなります。

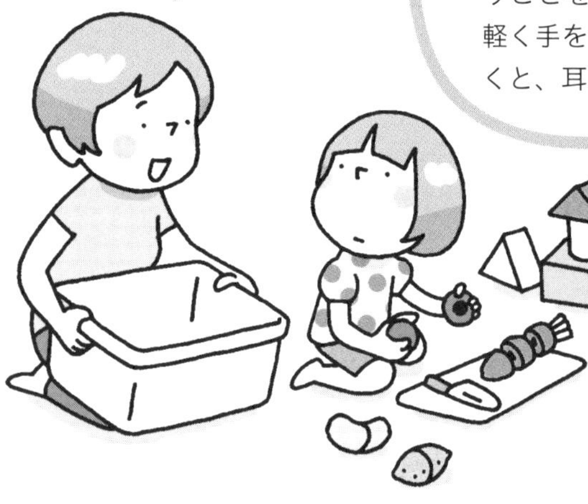
○○ちゃん、今から
大事なことを
言うから聞いてね

注意を引きながら具体的に伝える

言葉がうまく伝わらないと感じるときは、こちらがその子の発達の段階に合った言葉選びができているかを振り返ってみましょう。

一歳児に「一足す一は？」と聞いても答えられないように、子どもの知能の発達には段階があります。さらに発達ペースは一人ひとり異なります。極端な遅れはなくとも、あいまいな表現は伝わりにくいものです。具体的でわかりやすい言葉を選び、注意力や集中力を補えるような伝え方を意識しましょう。「今から大事なことを言うよ」とひと言添えるだけでも、伝わりやすくなります。

〇 使ったおもちゃは
この箱に
しまおうね

2

簡単な単語で短く伝える

話が長いと、子どもの集中力が続きません。簡単でわかりやすい単語を使って、ワンフレーズ程度で短く伝えましょう。

× ちゃんと
片づけて

あいまいな表現は避ける

「ちゃんと」「あとで」「できるだけ」などの抽象的な言葉は、理解してもらうのにハードルが高めです。ほかに解釈の余地を残さない、具体的な言葉を選んで。

そのほか 食事中の声かけの例

〇 ひじはテーブル
につかないで
食べようね

× ちゃんと座って
食べなさい

〇 足の裏を
床につけてね

「ちゃんと座る」がどういうことを意味するのか、かみ砕いて伝えよう

3

繰り返し伝え続ける

でこぼこのある子は、1つのことができるようになるまでに時間がかかります。繰り返し伝え、少しでもできたらほめてあげましょう。

これも知りたい

園の先生にアイデアをもらうのも◎

保育園や幼稚園は、頼りやすい相談先のひとつです(→ P38)。伝わりやすい言葉かけについて、よいアイデアをもらえるかもしれません。入園前なら、子育て相談を受け付けている園に足を運んでみるとよいでしょう。

食べられるものを楽しく食べられればOK

食べ物の好き嫌いは、「しつけて直すべき」という風潮が根強いものです。しかし、発達支援の観点からは、あまりおすすめできません。幼児期は見守りに徹してもよいでしょう。

偏食は年齢とともに改善されることが多い

偏食は、ASD傾向の子に見られやすい感覚過敏（→P50）のひとつです。栄養の偏りが気になるかもしれませんが、多くは四～五歳をピークにやわらいでいきます。学校給食の「みんなが食べているから自分も食べよう」という、いい意味の同調圧力だったり、お茶で流し込むなどの裏技を覚えたり、きっかけはいろいろです。

食事の時間が苦になり、少食や拒食になるほうが問題です。今は食べられるものを楽しく食べられればよしとしましょう。ただし、六歳以降も続く偏食はしぶといです。親の諦めも肝心です。

偏食の特徴は大きく分けて２つ

発達のでこぼこからくる偏食は、多くの場合、食べ物の食感や味などに苦手ポイントがあるようです。

食感が苦手

特定の食感が嫌というケース。一部の野菜や、きのこ類を苦手とする子どもが多く見られます。

例 なすやきのこのグニグニした食感が嫌

異なる味や食感が混ざるのが苦手

いろいろな味や食感が口の中で混ざるのが気持ち悪い、というケース。具材をひとつずつ食べるなどの行動をとることがあります。

例 ハンバーガー、サンドイッチなど

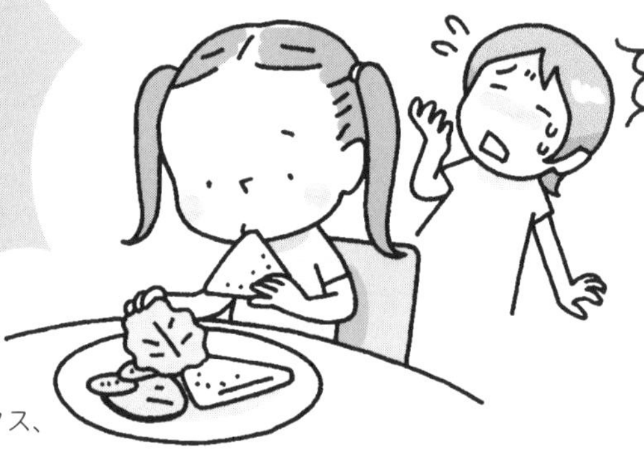

極端な例では、サンドイッチのパン、レタス、ハムを１枚ずつはがして食べようとする

「今はこれでいい」と割り切ろう

食べられないものがあっても、給食が始まれば少しずつ改善されていきます。今はジタバタせず、楽しく食べることを意識しましょう。

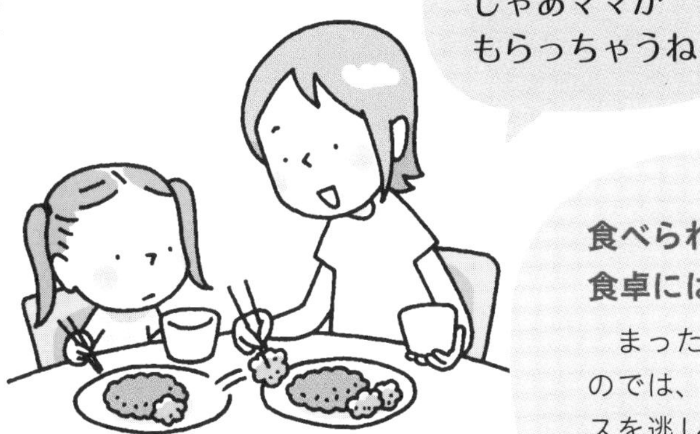

「ダメでもともと」の気持ちで出す。食べなければ、親がおいしそうに食べるところを見せよう

独特な食べ方は大目に見る

「ハンバーガーをバラバラにして食べる」「おかずを１品ずつ食べる（三角食べをしない）」など、行儀が悪く見える食べ方も、実は本人なりの工夫です。

食べられなくても食卓には出す

まったく食卓に出さずにいるのでは、その子が食べるチャンスを逃してしまうかもしれません。出すだけ出して様子をうかがうのがおすすめです。

！「ひと口だけ食べてみる？」などの小さなプレッシャーはＯＫ

家での食事の時間が楽しくなることを優先する

○ 給食で少しずつ食べられるものが増えればいいや

× 多少厳しくても、バランスよく食べさせないと

栄養失調になるほどの偏食はまれです。偏っていても、幼児期は食べられるものを食べて体を大きくすれば大丈夫。そのためにも、食事の時間が苦にならないよう配慮しましょう。

これも知りたい

偏食っ子の好きな食べ物の傾向は？

ごはんや納豆を好む子が多く、そのほかにはからあげ、卵焼き、ヨーグルト、めん類なども人気です。これらの傾向を見ても、炭水化物、たんぱく質、脂質など、最低限必要な栄養素はとれていることがわかります。「今はそれで十分」と割り切りましょう。

突然のかんしゃくは、イライラの原因を探す

グレーゾーンの子のなかには、かんしゃくを起こしやすい子もいます。親の育て方のせいではなく、その子の感じ方によって生じるもので、本人はとても困っています。

感覚過敏が隠れている可能性がある

外からの刺激に敏感な子の場合、それが原因で嫌な気持ちがこみあげ、かんしゃくにつながっていることがあります。

光（まぶしさ）

蛍光灯のまたたきや、白熱灯の橙色系のあかりなど、苦手だと本人も気づいていないことが多い

音

大きな音はもちろん、ボリュームに関わらず特定の音や、突然聞こえてくる音、聞き慣れない音が苦手という場合もある

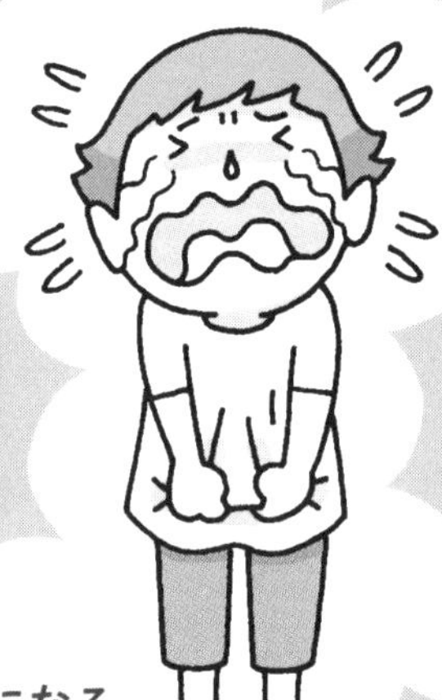

肌ざわり

チクチクした服やタグ、人からのボディタッチ、洗顔や洗髪が苦手という子も

におい

食べ物や洗剤、動物のにおい、部屋のにおいなど、特定のにおいに敏感に反応してしまう

味・食感

偏食に通じる過敏のひとつ。特定の味や食感、複数のそれが混ざるのが苦手（→ P48）

苦手な刺激がトリガーになる

感覚過敏のある子には、何らかの苦手な刺激があります。最初はがまんできても、時間差で爆発することが多いようです。

苦手な感覚を受けて、なんとなくイライラする

▼

イライラが蓄積していく

▼

パニックに

周りが気づいてあげる必要がある

かんしゃくの背景には三つの要因があります。一つは、自分の考えていた見通しと異なった展開になることに対するパニック。次に感覚過敏。そして、嫌な記憶などのフラッシュバックです。

見通しと異なる展開へのパニックは、予定が変わり得ることと、この後の流れについて本人に予告することで避けやすくなります。ただ、感覚過敏やフラッシュバックは、周りがその可能性を疑わないと気づきにくいものです。とくに感覚過敏は原因がさまざまで、本人も何にイライラするのか説明できないことが多いからです。

かんしゃくは子どもからのSOSです。対応する側は心が折れそうになるかもしれませんが、年齢とともに多少は落ち着いていきます。今は一つずつ原因を見極めながら、対策を講じていきましょう。

原因を取り除くか、じっと待つ

感覚過敏によるかんしゃくは、困りごとのなかでも対応がむずかしいです。原因を見つけて対処するのが原則ですが、待つしかない場合もあります。

じっと待つのが得策というケースも

いろいろと働きかけるとかえって火に油となることも。原因がわからないときは「時間が経てばなんとかなるだろう」と割り切り、じっと待つことも大切です。

原因が特定できれば取り除く

普段どんな場面でかんしゃくを起こすか、子どもの様子を振り返り、これだと思うものをひとつずつ取り除きます。何か別のことをして気をそらすという方法もあります。

例　光や音に敏感

作戦1	光を遮る／音のボリュームを下げる
作戦2	場所を移動する
作戦3	ほかのことで気をそらす

など

これも知りたい

刺激に敏感な子もいれば、鈍い子もいる

感覚過敏は、刺激に対する受け取り方にでこぼこがあって生じます。敏感なだけでなく鈍いケース（鈍麻）もあり、「予防接種で診察室に入るまでは絶叫するのに、注射の瞬間はじっと見ている」タイプの子は、後者の可能性が。痛みに鈍い子の場合、ケガに気づきにくいこともあるので、注意が必要です。

余計な刺激を減らし、動きが多いことを活かす

その場でじっとしているのが苦手だったり、落ち着きがなくすぐにどこかへ行こうとしたりするのも、発達のでこぼこのひとつです。動きは抑えずに、活かす方向に持っていくとうまくいくことがあります。

自分ではコントロールが難しい

動きが多い子は、本能に近い形で行動するため、突発的なことをする傾向があります。

行動のブレーキがききにくい

外からの刺激で注意が散ってしまう

刺激がない環境が苦手

などのでこぼこがある

もぞもぞ
うずうず
ぷらぷら

本人は、動いているほうが落ち着く場合も。もぞもぞしたり、立ち歩いたりといった行動につながりやすいのはそのためです。

枠にはまらない行動で周りが困る

じっとしているのが苦手なうえ、行動にブレーキをかける能力の発達が遅れていて、突発的な行動へと展開しやすいといえます。多くの場合、親や先生など周りが困ります。

迷子になる
走り回る
高いところにのぼる
など

感情的に叱っても行動は改善されない

子どもの行動を叱って止めても、おさまるのは一時のことです。叱責を繰り返すと本人にとってストレスとなり、ますます行動が激しくなることがあります。

まずはこれ！

余計な刺激を減らす

複数の刺激が同時に起こると、落ち着かなさを助長します。場所を移動するなどして刺激を減らすことが大切です。

これもアリ

注意をそらす

動いてはいけない場面では、「あと10分くらいだから、動画を見て待とうか」などの作戦が有効なことも。

動きを活かす方向で考える

対策の基本は、環境設定です。動きを抑え込むだけではなく、活かせるように考えてみましょう。

体を動かす遊びを取り入れてみる

近隣への音や振動の心配がなければ、トランポリンを用意するのもおすすめ。衝動を発散できます。

運動系の習いごとを試してみる

飛んだり跳ねたりするのが好きなら体操、走るのが好きならサッカーなど、動きを活かせそうな習いごとはうまくハマるかもしれません。

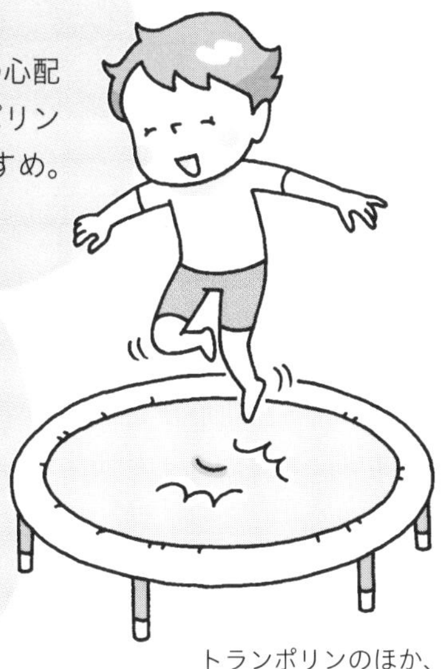

トランポリンのほか、縄跳びなどもおすすめ

これも知りたい

“問題行動”と捉えないで

動きの多さや、「叫ぶ」「繰り返す」「たたく」などは問題行動と思われがちですが、いずれも本人のでこぼこが垣間見えているだけで、問題というレッテルは周囲が勝手に貼っています。どんなでこぼこも、よい方向に活かせるよう考えていきましょう。

動いているほうが落ち着く場合もある

「動きが多い」というでこぼこは、ADHD傾向のある子に見られやすい特徴のひとつです。子どもが成長して行動範囲が広がったり、集団生活が始まったりすると、てきめんに目立つようになります。

動きが多い子に対しては、まず余計な刺激を減らすこと。そして動きを抑え込むのではなく、活かす方法を探すのがよいでしょう。

手が出るときは、間に入って距離をとらせる

グレーゾーンの子の場合、友達との距離をうまくとれずにトラブルになることがあります。気持ちを抑えられず、何回言っても手を出してしまうなどの困りごとも少なくないようです。

親がその都度諭し、橋渡しの役割を担う

友達とのトラブルの多くは、コミュニケーションがうまくとれないために生じます。定型発達の子であれば、失敗してもそこから相手との距離のとり方を学べるかもしれません。しかし、グレーゾーンの子にそれはむずかしく、とくに場の空気を読んだり、相手の立場になって考えたりするのが苦手な子には、難易度が高い課題です。

友達に手が出てしまうなど、不適切な行動をとってしまったときは、はっきりダメだと教えることが必要です。うまく距離をとれるようになるまでは、親が間に入って友達との橋渡しをしましょう。

相手の立場になって考えるのが苦手

でこぼこゆえに、自分の行動が相手にどう伝わるのかを察するのが苦手で、友達とトラブルになりやすい子もいます。

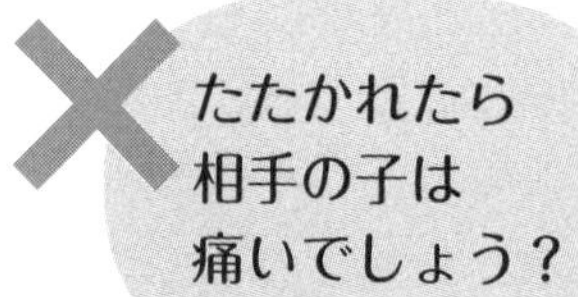

たたかれたら
相手の子は
痛いでしょう？

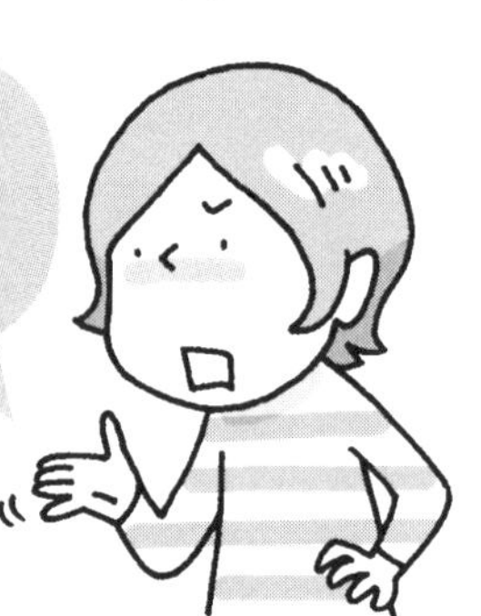

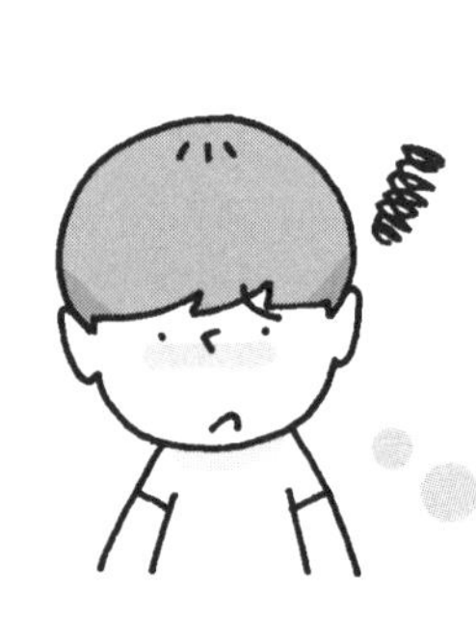

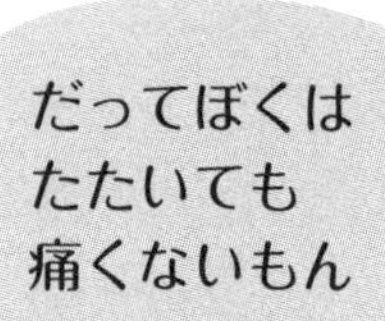

自覚して対応できるようになるまでに時間がかかるタイプのでこぼこだと考えよう

相手が嫌がることを繰り返してしまう子は、「相手の気持ちを察するのが苦手」というでこぼこがあり、なかなか行動を改められないのかもしれません。幼児期からの周りの支援が必要です。

毅然とした態度で接する

相手の嫌がることをしてしまったときはすぐに止めさせ、それはよくない行動だとはっきり伝えましょう。また、親が立ち回ってトラブルを未然に防ぐことも大切です。

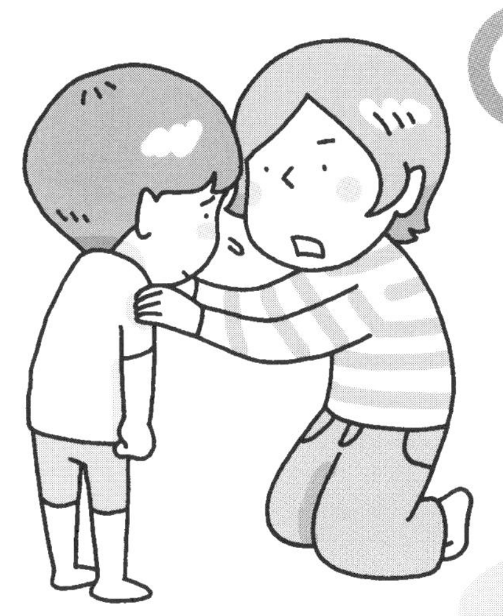

〇 たたきません

繰り返し指導するうちに、「相手をたたくのはいけないこと」と理解できるようになっていく

叱るときは

しっかり簡潔に、繰り返し同じフレーズで

理由をコンコンと説明しても本人の中で行動の改善に結びつきにくいうえ、長い説教になると集中力が続きません。叱るときは簡潔に、繰り返し同じフレーズで伝えましょう。

同じことをしてわからせる

本人をたたいても、自分の痛みと相手の痛みがリンクしにくいため、「親にたたかれた」というショックが残るだけです。

スルーする

微妙な空気を読むのが苦手な子の場合、取り合わない＝「やってもいい(黙認)」となってしまいます。

トラブルを避けるには

大人が間に入って距離をとらせる

トラブルになりやすい場面や相手に対しては、親をはじめとする周りの大人が間に入りましょう。物理的な距離をとるのが基本です。

例 公園で遊ぶときにトラブルになりやすい

作戦１ 親が仲介役をする
直接やり取りさせるのではなく、親が入ってワンクッションおく

これを貸して
ほしいんだって

作戦２ 人が少ない時間帯を選んで行く
混みあう時間帯を避けるのも方法のひとつ　など

背中を押さずに見守るのでもよい

わが子がひとりでぽつんと遊んでいる姿を見かけると、親としては心配になるかもしれません。しかし、その子にはその子の考え方やペースがあります。焦らずともよいでしょう。

どう遊びたいのかをくみ取るのが第一

友達の輪になかなか入っていかない子どもの場合、「ひとりで遊ぶのが好き」なのか、「入りたいけどどうすればいいのかわからない」のか、見極めから入ります。

前者なら、基本的にはそっとしておいてよいでしょう。自分の興味のあることに熱中していたいなら、その気持ちを尊重します。

いっぽう、後者の場合は、しばらくは見守るか、子どもが苦手とする部分だけ親が手伝うとよいでしょう。たとえば、自分から声をかけるのが苦手なら、「自分でちゃんと言いなさい」ではなく、代わりに声をかけるなどです。

子どもの様子から見極める

ひとりで遊ぶのが好きな可能性も

まずは、子どもの様子をよく観察してみましょう。ひとりでいる理由が見えてくると、対応のしかたが変わってきます。

いっしょに遊びたいけど輪に入っていけない？

ほかの子をチラチラと見ていたり、何かためらったりする様子がある場合は、どうやって仲間に入っていけばいいのかわからずにいる可能性があります。

ひとりで遊ぶのが好きなタイプ？

ほかの子のほうは見向きもしない様子なら、今は友達といっしょに遊ぶことよりも、自分の興味のあることに没頭したいのかもしれません。

本人のペースを尊重する

やきもきするかもしれませんが、焦りは禁物です。子どものペースを尊重しつつ、必要に応じて手伝うようにしましょう。

輪への入り方がわからない

最初のうちは見守る

本人なりに心の準備をしている可能性があります。徐々に近づいていき、ふわっと遊びだすことがあるので、最初は見守りに徹するのがよいでしょう。

見ているだけでもいいよ

ひとりで遊ぶのが好き

そっとしておいてOK

今は無理に背中を押すことはないでしょう。うんちくを語れる自分の世界を持っていれば、年齢が上がったときに、似た趣味をもつ仲間ができるかもしれません。

あの子に声をかけてみよっか

最後のひと押しだけ手伝う

“なんとなくいっしょに遊ぶ”のが苦手な子の場合は、最後のひと押しが必要かもしれません。いっしょに近づいて声をかけるなど、きっかけをつくるとよいでしょう。

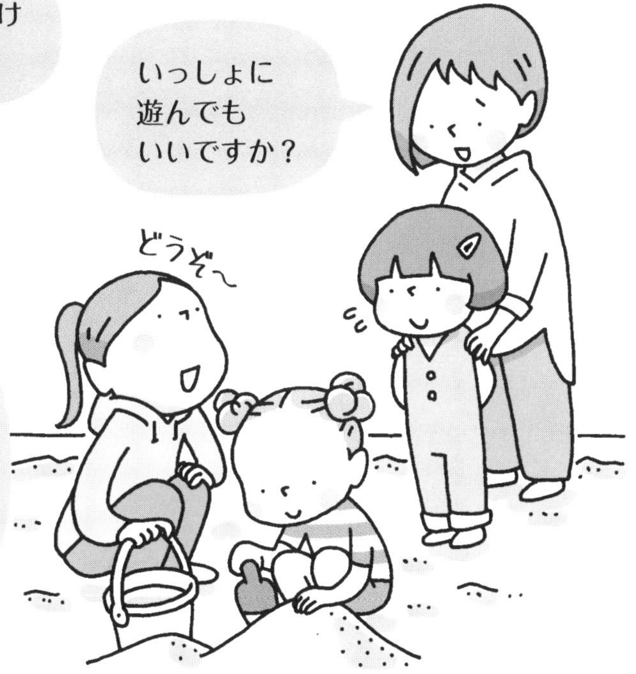

遠慮なく手伝って、いっしょにやる

〝不器用〟も、発達のでこぼこのひとつです。ほかのでこぼこと同様に、できないのは本人の努力不足ではないことを理解しましょう。

不器用は生まれつきのもの

手先の動作や運動が苦手なのは、今では、生まれつきの脳機能の偏りによるものと考えられています。

箸

衣類のボタン

スプーン・フォーク

ズボンや鞄のファスナー

ジャンプ

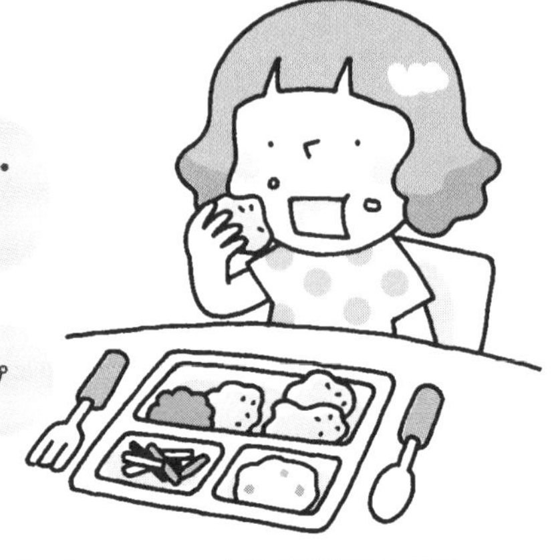

食事で不器用さが目立つ子は、つかみ食べの期間が長いことがある

歯みがき

顔や体を洗う

など

体の使い方が下手で、身の回りのことがうまくできない

不器用とは、体の使い方が下手で、年齢に見合った活動ができない状態を指します。幼児期は、食事や着替えなどの面で不器用さが目立ちます。

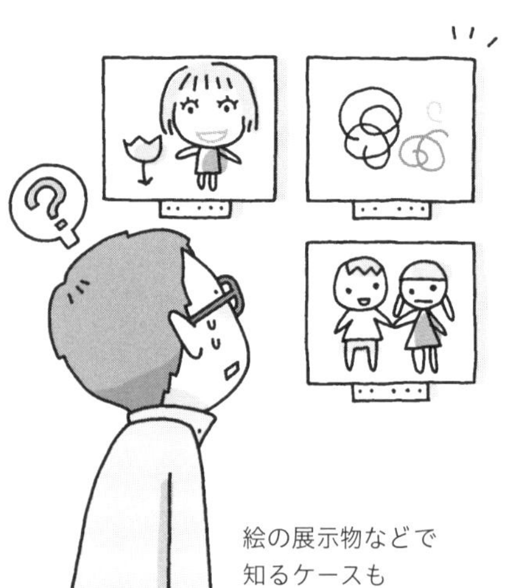

絵の展示物などで知るケースも

絵がうまく描けない

鉛筆が上手に持てない

跳び箱が跳べない

など

就学後に見えてくるものもある

小学校に上がって授業が始まると、板書や工作、体育などで不器用さが指摘されることがあります。

苦手なのだと理解し、周りが積極的に手伝おう

極端な不器用は、今は「発達性協調運動症」という、発達障害のひとつとして考えられるようになりました。つまり、持って生まれたでこぼこであり、周りの理解と配慮、工夫が必要なのです。

支援の基本は、フルサポートから開始することです。不器用こそ「甘やかしでは？」「手伝うと自分でできるようにならない」などと思われがちですが、大きな誤解です（→P36）。手伝わないと、ずっとできないままかもしれないのです。最初は手伝ってあげて、徐々に手を離していきましょう。

ポイントは、特訓ではないのだと親が理解することです。たとえば、絵を描くのが苦手な子なら、「いっしょに描いてみよう」と隣でいっしょに描いたり、絵をなぞることから始めてみたりと、ハードルを下げることが大切です。

特訓ではなく、いっしょにやることが大切

不器用な部分は、ただ回数をこなすだけでは上達しません。手本を見せ、いっしょにやり、できたらほめる。この繰り返しを意識しましょう。

遠慮なく手伝い、できたときはほめる

手伝うことに遠慮はいりません。「ボタン付きの服は背後に回って着せる」など、手取り足取り教え、うまくできたときはすぐさまほめ、成功体験を積んでいきましょう。

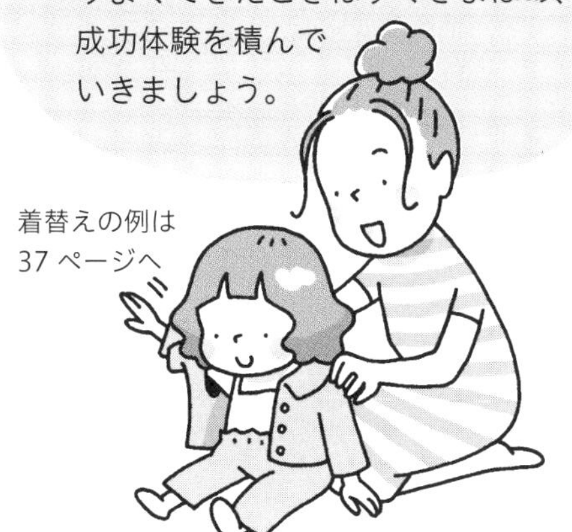

着替えの例は37ページへ

○
こうするとうまくいくよ
すごいね！できたね！

×
そのくらい自分でできるでしょ

便利な補助具をどんどん使ってみる

指を通す輪のついた箸や、鉛筆用のグリップなど、便利な補助具が市販されています。子どもに合いそうなものは積極的に使ってＯＫです。

矯正箸はさまざまなタイプがある

楽しく通えるよう、子どもに合う園を探す

保育園や幼稚園は、子どもにとってはじめての集団生活の場です。グレーゾーンの子が毎日を楽しく、そしてスムーズに過ごすには、園との相性が大変重要です。園の方針をよくチェックしましょう。

子どもと園のマッチングが重要

指導方針は園によって異なります。子どもの持つでこぼこと園の方針が合わないと、のちのち苦労することに。「うちの子に合った園かどうか」を基準のひとつにしましょう。

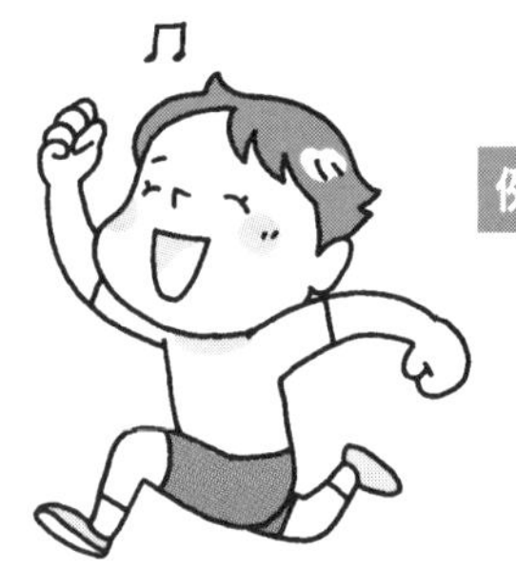

例 動き回るのが好きで、じっとしているのが苦手な子の場合

外遊びや散歩などに積極的な
アクティブ系の園

A園

うまくなじみやすい可能性がある

ついあちこち動き回ってしまうなど、動きが多い子の場合、体を使った活動が多い方針の園だとのびのびと過ごせるかもしれません。

行儀作法などにやや厳格な
お勉強系の園

B園

苦手なことが指導方針なら避けるのがベター

動きが多い子にとって、それを制限されるのは大きなストレスです。規律に厳格な園とは相性がよくない可能性があります。

本人に合ったハードルを設定してもらえるところへ

赤ちゃんの頃に入園する場合は別ですが、ある程度でこぼこが見えてくる頃に保育園や幼稚園などへ入園する場合は、子どもに合いそうな園を選ぶことが大切です。

苦手なことを園で練習してもらおうと、子どもに合わない選択をすると、園生活に楽しいことがなくなってしまいます。人生初の集団生活は、苦手の克服ではなく、楽しむことが最優先です。

また、一日に過ごす時間の長さを考えると、園は幼児期の発達を伸ばすメインの場所になります。本人に合ったハードル設定をしてくれる園に入ることが、子どものためになるのです。

なお、入園後、園の方針が合わなくなることもあると思います。転園という方法もありますが、難しければ、先生との情報共有を密にして乗り切っていきましょう。

なるべく体験入園をする

気になる園の情報を積極的に集めましょう。ベストは、実際に足を運んで確かめること。見学や体験入園があれば、ぜひ利用してください。

見学に行ったり、体験入園をしてみる

多くの園では見学を受け付けています。体験入園が可能なところもあるので、園に直接聞いてみましょう。なお、見学や体験の際に、子どもの発達が気になっている旨は伝えたほうがよいでしょう（→ P62）。

チェックポイント

- 園の指導方針
- 在園児の様子
- （体験入園では）わが子の様子

など

とくに見るべきはわが子の様子。楽しく過ごせていて「また来たい！」と言うようなら、前向きに考えてＯＫ

役所の窓口や支援センターなどで情報を集める

園のホームページのほか、口コミも重要です。情報が得られそうな相談機関をひと通り回ってみると、目星がつきやすくなります。

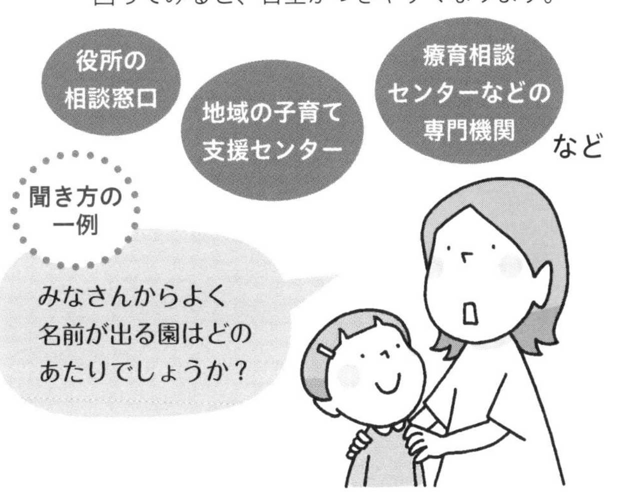
役所の相談窓口
地域の子育て支援センター
療育相談センターなどの専門機関
など
聞き方の一例
みなさんからよく名前が出る園はどのあたりでしょうか？

でこぼこの情報を園と共有する

園生活で適切な支援が得られるかどうかは、親と園の情報共有が鍵を握ります。先生たちから支援のヒントをもらえることもありますから、上手に頼っていきましょう。

発達が気になっているということは伝えるのが◎

わが子の発達について、誰かに話すのはなかなか勇気がいるものです。それでも、保育園や幼稚園には正直に伝えたほうが、園生活での支援がスムーズになります。

保育士は、常日頃子どもたちと接している〝子どものプロ〟です。診断がついていなくても、グレーゾーンの子であれば「この子には何かしらのサポートが必要かも」と経験からピンときているはず。なるべくこちらから情報をオープンにし、よい支援へとつなげましょう。できれば入園前に伝えると、その園がでこぼこに対して理解のある園かどうかもわかります。

隠していてもメリットは少ない

発達支援に前向きな園も増えています。しかし、家族からの申し出がないと、園としても身動きをとりづらいのが実情です。

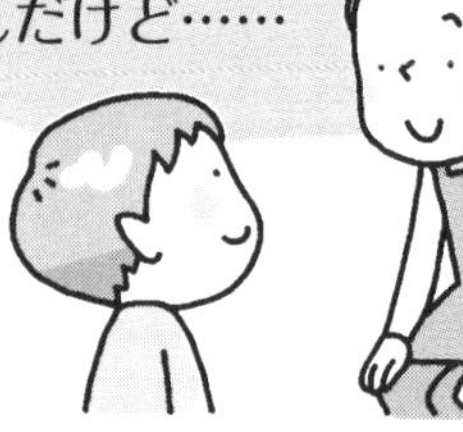
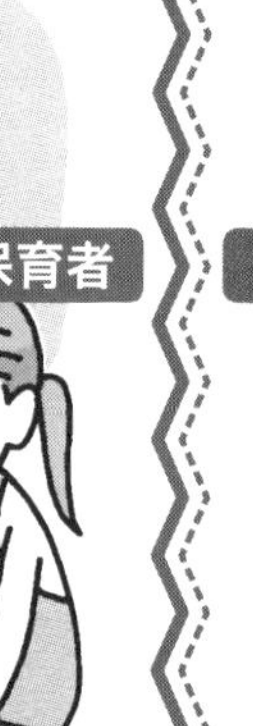

家ではどう対応されているのかな？　それがわかると園でも工夫しやすいんだけど……
保育者

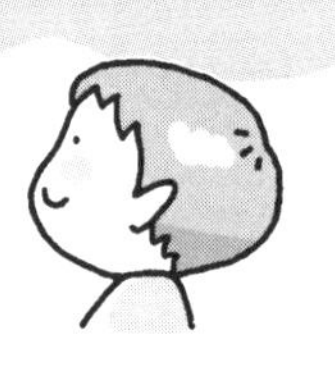

親
発達が気になっているって園に言うべき？でもハッキリと診断されたわけじゃないし……

お互いに核心に触れられず、よりよいサポートが得られにくい

子どもの持つでこぼこについて、園の先生は気づいていることが多いものです。しかし、親がそれを伝えずにいると、園での支援にうまく結びつかない可能性があります。

園でのハードル設定に活かしてもらう

子どもにとっていちばん身近な家族からの話は、園にとっても貴重な情報源です。発達について正直に伝えると、園側もいろいろと対策を考えてくれます。

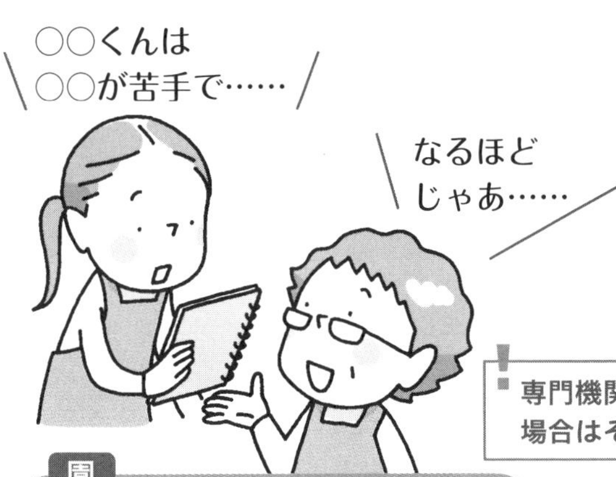

うちの子は
おしゃべりが
遅いです

じっとしている
のが苦手です

食べられるものが
決まっています

専門機関に通っている
場合はその旨も伝える

園
適切なハードル設定に
活かしてもらう

親
発達が気になっていることは
家での工夫とともに伝える

気づいたことが
あれば教えてもらう

園での工夫を
家でも取り入れる

子どもの持つでこぼこの特徴や、家での工夫について具体的に伝え、園でのハードル設定に活かしてもらいましょう。また、家で活かせそうなアイデアがあれば教えてもらうとよいでしょう（→ P38）。

これも知りたい

家では大変なのに、園では普通に過ごせている

家での大変さを園に伝えたとき、「園では落ち着いていますよ」と返されることがあります。親としては「家庭に何か問題があるんじゃ、ってこと!?」と、なんとなく責められたように感じるかもしれませんが、園にそのつもりはありません。むしろ、園では子どもがちゃんとよそいきの顔ができていて、家では羽を伸ばせているということです。「外ではちゃんとやっているんだな」と、安心してください。

そうですか
ホッとしました

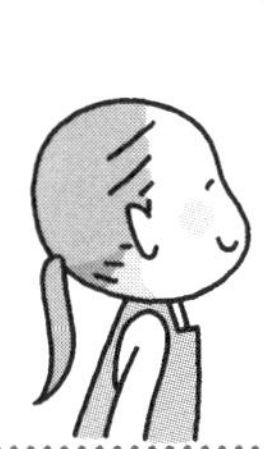

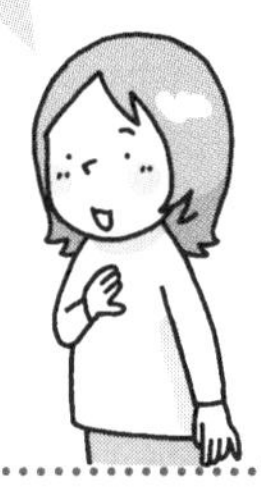

年長になったら、教育委員会の就学相談へ

子どもがグレーゾーンの場合、就学が近づくにつれて「うちの子は小学校でやっていけるのか」と不安を抱く人も多いでしょう。就学に際しては、教育委員会の「就学相談」を受けましょう。

教育的ニーズを見極め就学先を決める

発達にでこぼこのある未就学児の保護者に知っていてほしいのが「特別支援教育」についてです。二〇〇七年四月から始まった特別支援教育では、すべての学校で、すべての子どもに対し、一人ひとりの教育的ニーズに合わせた支援と教育をしていくことを理念としています。発達障害の診断の有無は関係なく、困りごとの多さにより支援のしかたが変わります。

その子に合った支援を受けるには、就学前の準備が大切です。年長になったら、診断されていなくても、各自治体の教育委員会が行う「就学相談」を受けましょう。

特別支援教育のモットー

どの学校でも、そしてどんな子に対しても、その子に合った対応をするというのが特別支援教育の教育理念です。

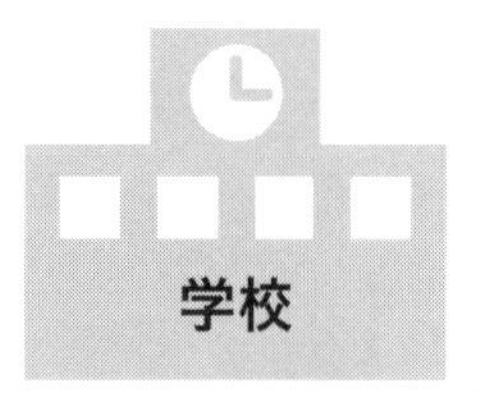
学校
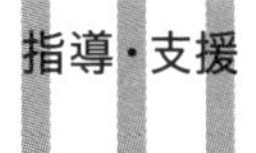
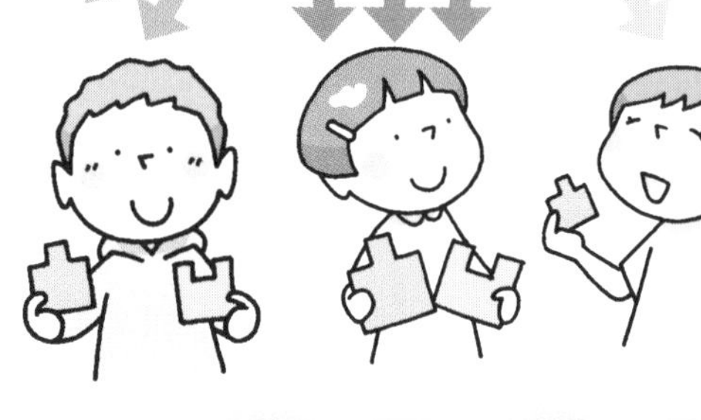
個々のでこぼこから
教育的ニーズを探る
指導・支援
指導・支援
指導・支援

発達にでこぼこがある子の場合、診断の有無を問わず、教育面でどういうサポートが必要なのかを一人ひとり把握し、そのでこぼこに見合った指導や支援が提供されます。

必要なサポートの多さに合わせて学級を選ぶ

学級の選択肢は 66 ページへ

就学相談の主な流れ

教育委員会が主体となって行います。申し込み時期や段取りなどは各自治体によって異なるので、住んでいる自治体のホームページなどで調べてみましょう。

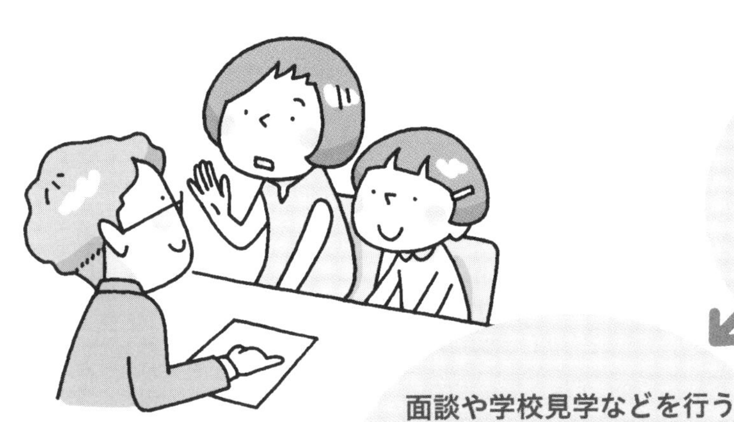

家族からの情報提供が第一歩。気になることはどんどん伝えよう

年長の春

教育委員会に就学相談を申し込む

多くの場合、年長になってすぐに申し込みが始まります。電話や郵送などで教育委員会に申し込み、面談の予約をします。

面談や学校見学などを行う

相談員との面談のほか、相談員による子どもの行動観察や、就学を希望する小学校の見学など、さまざまな方法を用いながら就学先を検討していきます。

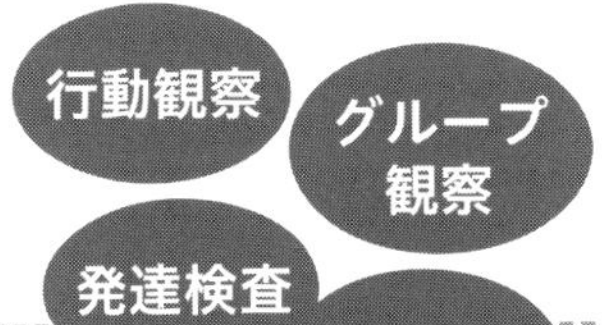
行動観察
グループ観察
発達検査

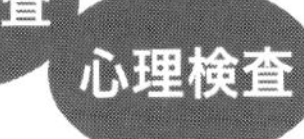
心理検査

など

多角的な視点から教育的ニーズを探る

相談員は、さまざまな立場の複数の専門家から構成され、多角的な視点から子どもを観察します。学校という場でその子にどんな支援が必要になるのか、協議を重ねていきます。

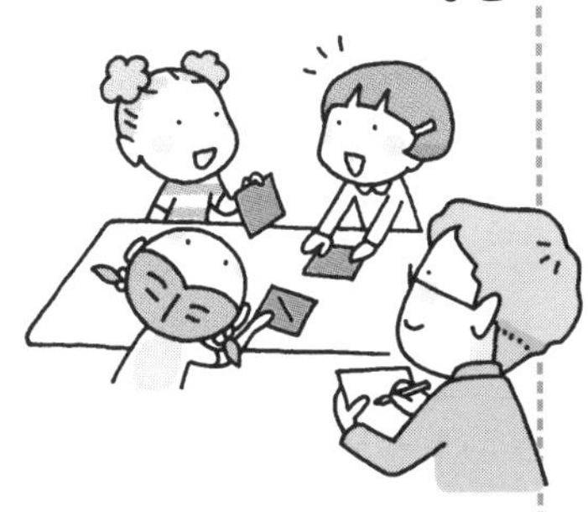

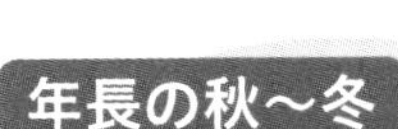
年長の秋～冬

就学先の決定

教育委員会の判定が通知されます。必要に応じて、そこからさらに相談を行います。年内には就学先が決まることが多いようです。

学級の選択肢を知ろう

支援が必要な子が学ぶ場所は、いくつもあります。
通常学級にこだわらず、本人の発達がもっとも期待できそうな学級・学校を選ぶようにしましょう。

子どもファーストで考えることが大切

現在小学校には以下のような学級・学校があります。診断がなくても通級指導教室（通級）や特別支援学級（支援級）を選ぶことは可能です。もちろん通常学級（通常級）でも支援は受けられます。

就学相談では、面談などを経て教育委員会が通学先を提案します。概ね妥当な判定であることがほとんどですが、決定権を持つのは家族です。ここで大切にしてほしいのが、「本人に合った支援を受け、発達を伸ばしていけるクラスはどこか」という視点。入学後も移籍や転学はできるものの、最初が肝心です。よく考えましょう。

複数の選択肢がある

特別な支援があったほうがよいと判断された子が学ぶ場には、以下のような学級・学校があります。

少ないが支援はある

通常学級
（通称：通常級）

集団での学習活動が中心。支援が必要な児童には、学級担任が保護者と相談しながら指導の工夫をします。

部分的に支援する

通級指導教室
（通称：通級）

通常学級に在籍しながら、その子のでこぼこに見合った指導を受けるための教室に通います。

障害が重い子向け

特別支援学校

学習面だけでなく、生活全般の手厚いサポートを行います。障害の種類ごとに学校があります。

少人数制で手厚く支援

特別支援学級
（通称：支援級）

少人数の学級で、一人ひとりの子どものでこぼこに合わせた学習指導や生活支援を行います。

“親の思い”はいったん置いておく

就学先の最終的な決定権は家族にあります。だからこそ、「この子が楽しく過ごせる環境はどこか」と、子どもファーストで考えることが大切です。

親が抱きがちな思い

通常級で始めて、ダメだったら通級に……

通常級以外は認められません

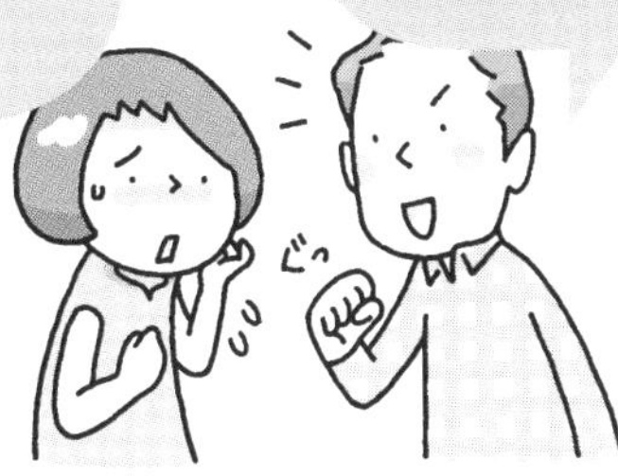

高めのハードル設定は子どもに無理をさせやすい

みんなと同じようにやれなくはない子の場合、「まずは通常級で」と思う親は少なくありません。もちろん通常級でも支援はありますが、でこぼこの程度次第では、苦労することもあるのが現状です。

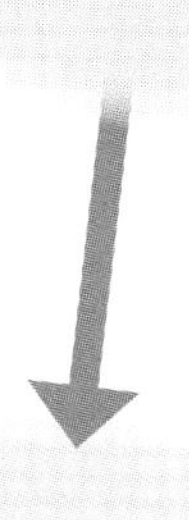

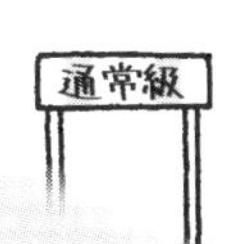

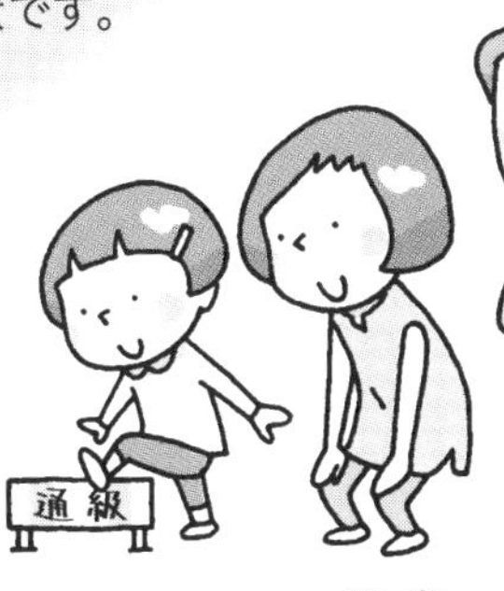

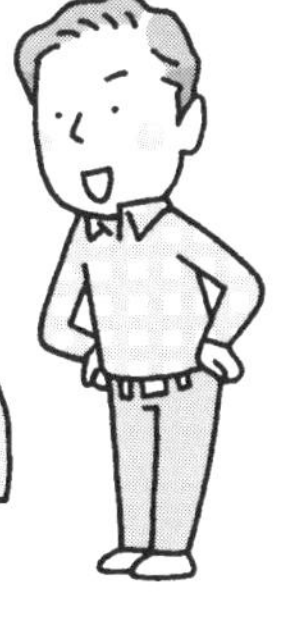

通級から入り、大丈夫なようなら次年度は通常級に、など柔軟に考えたい

“迷ったら無理をしない”のがベター

途中で「やっぱり無理だった」となると、本人にとってそれは失敗体験として残ってしまいます。成功体験を積むためにも、迷ったら無理せず、通級や支援級からスタートするのがベターです。

これも知りたい

私立と公立で手厚さは違うの？

私立は学校に家族が合わせ、公立は学校が家族に合わせるところ、と思うといいかもしれません。たとえば、私立の学校はスクールカラーがはっきりしていて、それに倣（なら）える子には手厚いかもしれませんが、はみ出す子には厳しいものです。校風をよく見て選びましょう。

できないことは、就学後に持ち越しでOK

「小学校に入るまでにひらがなが読めたほうがよい」「数字がわかったほうがよい」などさまざまな情報が入ってきますが、気にしすぎないこと。できないことは、小学校に入ってからでも遅くはありません。

就学はゴールではなくスタート

年長になると、入学までに身につけておきたいこととして、いろいろな情報を目にするかもしれません。しかし、焦って子どもにプレッシャーをかけると、身につくことも身につかなくなってしまいます。小学校入学は、あくまでもスタート。できないことがあっても「学校に入ってからできるようになればOK」と割り切りましょう。親子で入学を楽しみにする気持ちを持ちたいものです。

余裕があれば、できることやできないことをまとめた〝トリセツ〟のようなものを作成しておくのもよいでしょう（69ページ参照）。

「1年生までに」を気にしすぎない

年長になってもできないことが多いと焦るかもしれませんが、気にしすぎても親子ともにストレスとなるだけ。割り切ることも大切です。

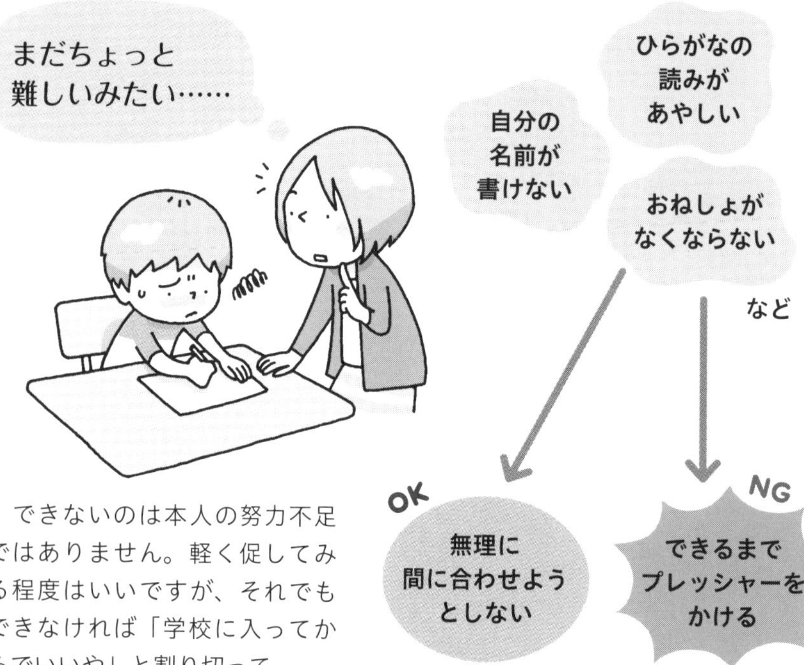
まだちょっと
難しいみたい……
自分の
名前が
書けない
ひらがなの
読みが
あやしい
おねしょが
なくならない
など
OK
無理に
間に合わせよう
としない
NG
できるまで
プレッシャーを
かける

できないのは本人の努力不足ではありません。軽く促してみる程度はいいですが、それでもできなければ「学校に入ってからでいいや」と割り切って。

わが子の“トリセツ”をつくってみる

園時代に培ったことを入学後に学校側と共有すると、支援をスムーズに始めやすくなります。各自治体が「就学支援シート」として発行しているものを使ってもＯＫです。詳しくは、教育委員会に相談を。

就学支援シート

得意なこと
例）図鑑を読む、歌を歌う、電車を見る

苦手なこと
例）字を書く、工作

身体や健康について伝えたいこと
例）手先が不器用で、自分の名前がまだうまく書けません。時間がかかることを知っておいてもらえると助かります。

コミュニケーションに関して伝えたいこと
例）ひとり遊びが好きです。図鑑などをもくもくと読んでいるときは、友達からの声かけにも反応しないことがあります。

そのほか、先生に伝えたいこと
例）いつもと違うルーティンのときに、かんしゃくを起こしてしまうことがあります。イレギュラーなことをする場合は、事前にひと声かけてもらえるとうれしいです。

作成のヒント1

得意・不得意を中心に、でこぼこの特徴を洗い出す

好きなことや得意なことなどの強みや、周りのサポートが必要となりそうな苦手な部分を洗い出してみましょう。

作成のヒント2

子どものでこぼこに対してどう対応してきたかもあると◎

どういう場面で困ったことが生じやすいかもまとめます。そのときの対応のしかたや、家で行っている工夫などがあると、なおよいでしょう。

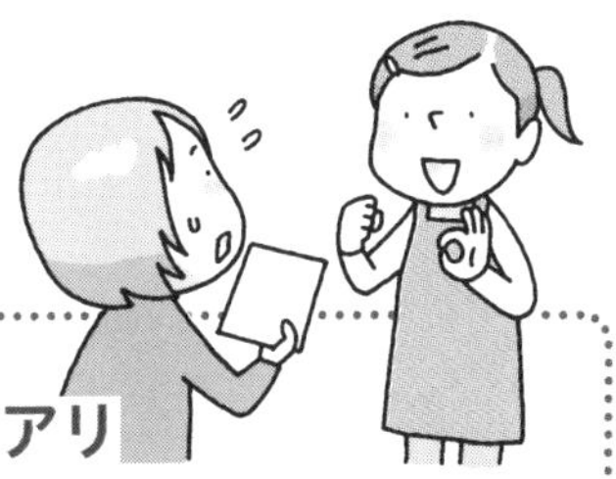

これも知りたい

園の先生に協力してもらうのもアリ

本格的な就学支援シートを作る場合、理想は園との共同作成です。実際に自治体が発行している書式には、園の見解を記入する欄が設けられています。子どものでこぼこの程度、すなわち支援の度合いにもよりますが、必要であれば園に頼んでみてもよいでしょう。

COLUMN 専門家からひと言③

「児童発達支援」を受けるには、受給者証が必要な場合も

発達を促すための取り組みのひとつ

障害や発達のでこぼこがある子を対象に、困りごとの改善や将来の自立などを目指して支援する取り組みを「児童発達支援」といいます。昔は、もう少し狭い対象への支援を「療育」と呼んでいましたが、今はもっと広い人に「児童発達支援サービス」が提供されるようになりました。

そして、この児童発達支援サービスを受けるには、自治体発行の「障害福祉サービス受給者証」が必要な場合があります。

本来、障害福祉サービスは診断の有無に関わらず、支援が必要と判断された場合に受けられるのが原則です。しかし、支援が必要かどうか判断するため、医師の意見書や診断があったほうがよいというのが現状です。診断がついていないグレーゾーンの子の利用は、むずかしいかもしれません。

生活そのものが訓練の場になる

児童発達支援を頼れなくても、心配することはありません。家庭や保育園、幼稚園、学校などの環境が本人のでこぼこにマッチしていれば、発達を伸ばすことは十分可能です。生活そのものが訓練の場ともいえるでしょう。わが子の持つでこぼこや成長速度に合わせて、できることをできる方法でやれるようになればよいのです。

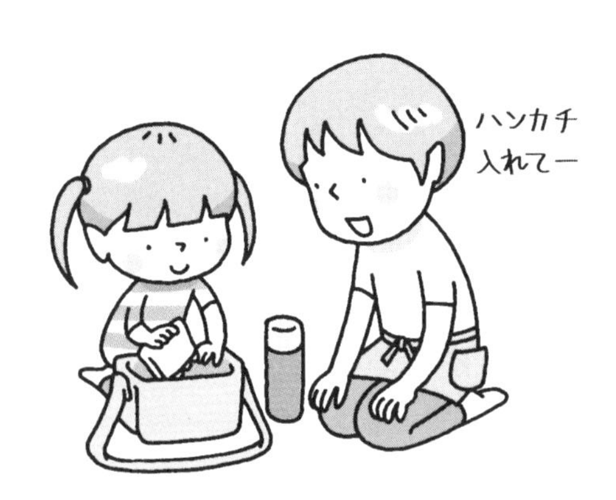

普段の生活の場面一つひとつが、
発達を伸ばすための訓練になる

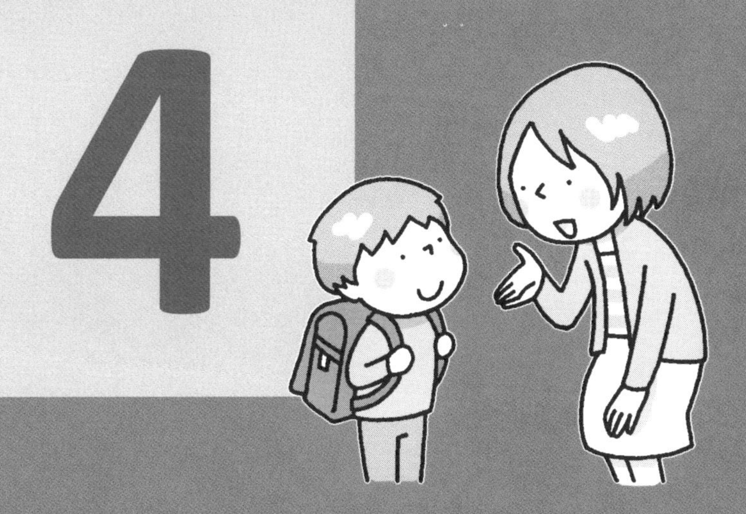

学童期

就学“後”にできること

グレーゾーンの子にとって、

小学校生活は自分の持つでこぼこを自覚し、

少しずつ対処法を身につけていく時期にさしかかります。

やることが増え、壁にぶつかりやすい時期でもありますから、

本人が無理なくスムーズに毎日を過ごしていけるよう、

引き続き周りが積極的に声をかけ、手伝っていきましょう。

子どものSOSをキャッチしよう

小学校に入学すると、大きく環境が変わります。新生活は楽しい一方で、さまざまな問題が起こることも。グレーゾーンの子はどんな場面でSOSが出やすいのか、知っておきましょう。

就学後にSOSが出やすい3つのポイント

新しい環境に適応しようと子ども本人はがんばりますが、でこぼこがあるため、周囲の要求と本人のできることの間でミスマッチが起こりやすくなります。

1 勉強の遅れ

学習面では、その子のでこぼこに合った学習環境が必要不可欠。適切な支援がないと授業の内容を十分に理解できず、ついていけなくなることがあります。

2 友達とのトラブル

「空気を読むのが苦手」「衝動的に動いてしまう」など、子どもの持つでこぼこのタイプによっては友達とぶつかることもしばしば。大人が間に入る必要があります。

3 身の回りの生活習慣

次の日の授業の準備や宿題など、身の回りのことも自分でやることが求められます。でこぼこがある子にとってはどれもハードルが高く、つまずきがちです。

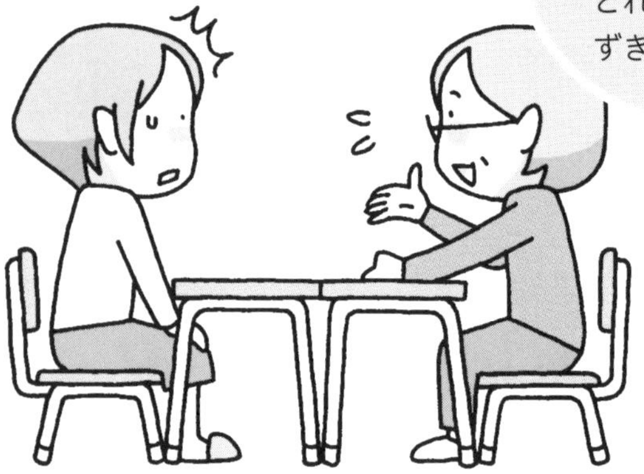

勉強の遅れや友達とのトラブルは、就学後に個人面談などで学校側から指摘され、はじめて気づく親も多い

やることが増えていっぱいいっぱいに

授業による学習が始まり、クラスメイトが増え、家でやることも増えます。入学早々、すでにキャパオーバー寸前という子は少なくありません。

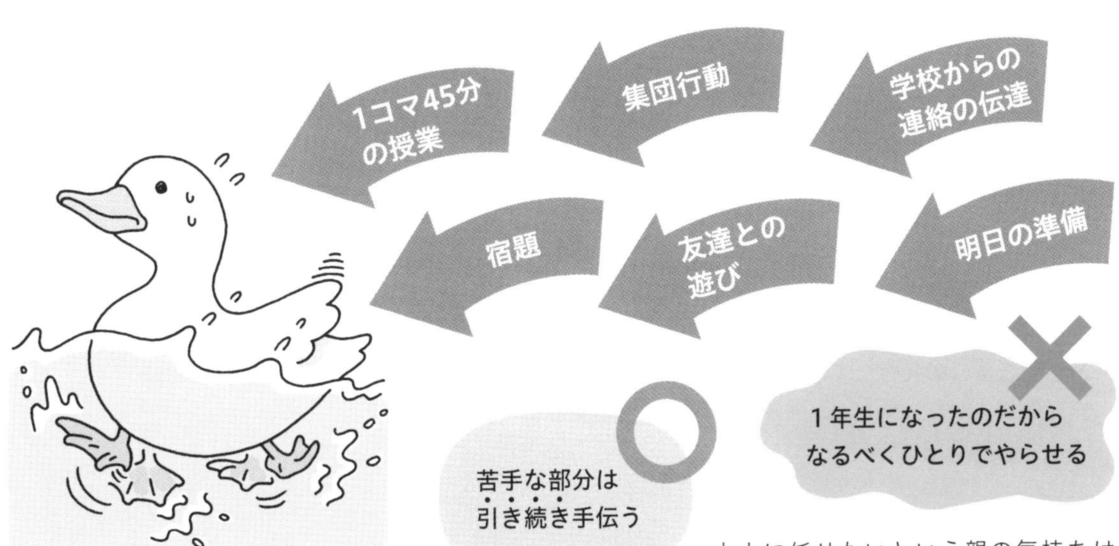

一見、みんなと同じようにできているグレーゾーンの子は、水面下ではかなり無理をしてがんばっている

本人に任せたいという親の気持ちはもっともですが、焦らなくて大丈夫です。本人のがんばりを労りつつ、苦手な部分は引き続き手伝っていきましょう。

未就学時と比べてやることが急に増える

一年生になると、教室でみんなといっしょに学び、給食を食べます。身の回りのこともある程度は自分で行わなければなりません。宿題も出るでしょう。保育園・幼稚園の頃と比べると急にやることが増えるので、慣れるまでは大変に感じるかもしれません。

小学校前半（一〜三年生）の目標は、学習意欲を持つことと、集団生活に慣れることです。とくに前者は、高すぎないハードルを設定して「できる！」を重ね、学ぶことが楽しいと体感してもらうことが不可欠です。

定型発達の子の場合はなんとなくできるようになることも、グレーゾーンの子の場合はそうはいかないことも多いものです。何に困りやすいのか、SOSの出やすいポイントがあるので、把握しておきましょう。

つまずきポイントと対策をセットで伝える

不得意なことを指摘するだけでは、子どもは意欲を失ってしまいます。自分のでこぼこと上手につきあう術を学んでいけるよう、支援していきましょう。

でこぼこを少しずつ自覚してもらう

子どもが小学生になったら、自分のでこぼこを少しずつ自覚していってもらうように促します。その際、「あなたはこれができない」と言うだけではなく、「こうすればうまくいくよ」と対策もセットで伝えてください。そのうえで、明日の持ち物をいっしょに用意する、宿題をみるなど手厚くサポートしましょう。自立を目指すのは四年生以降でも大丈夫です。

反抗期に入ると、子どもは親の言うことを聞かなくなるものです。子育ての難易度がさらに上がりますから、今のうちに生活や学習のリズムをつくることが大切です。

ダメ出しだけで終わらせない

でこぼこを自覚してもらおうとすると、ついダメ出しに終始しがちです。必ず対策もセットで伝えることを意識しましょう。

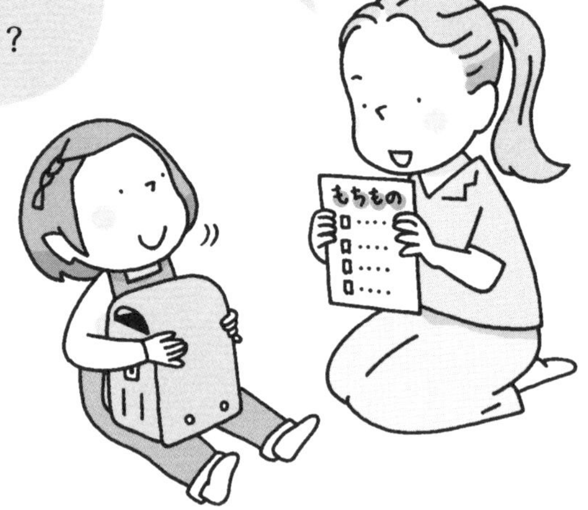
指摘
忘れ物が
ちょっと多いね
対策
お母さんも手伝うよ
持ち物リストを
つくってみない？
もちもの

うまくいく方法をいっしょに伝える

子どもが自分で自分のでこぼこに対処していくには、“こうするとうまくいく”という具体的な方法を学ぶことが大切です。親がお手本を見せながらレクチャーしましょう。

フルサポートから始め、徐々に減らしていく

手厚いサポートは、甘やかしではなく必要な支援です。就学前と同様、軌道に乗るまではフルサポートでＯＫ。その後、様子を見ながら手を離していきましょう。

手取り足取りフルサポートする

失敗が続くと学校生活が軌道に乗りにくくなる。つまずきそうな部分は積極的に手伝う

学校との連携が必須（→ P78）

少しずつ自分でやらせる

うまくできるようになってきた部分から、サポートを減らしていく

失敗にはアフターケアを（→P34）

声かけのみで本人に任せる

小学校低学年のうちにがっちり手伝って土台をつくる

本人の自立を目指すのは小学校後半からでもＯＫ。それまでは積極的に手伝い、勉強や友達関係、身の回りの生活習慣について、うまくいきやすい方法を探していきましょう。

それぞれの苦手ポイントに注目する

勉強　友達関係　生活習慣

周りに追いつかせようとしなくてＯＫ

就学後はほかの子との差が目立つかもしれませんが、でこぼこがある子の成長にはその子なりのペースがあり、出せるパワーにも個人差があります。その子にできることをコツコツと積み重ねていくことが大切です。

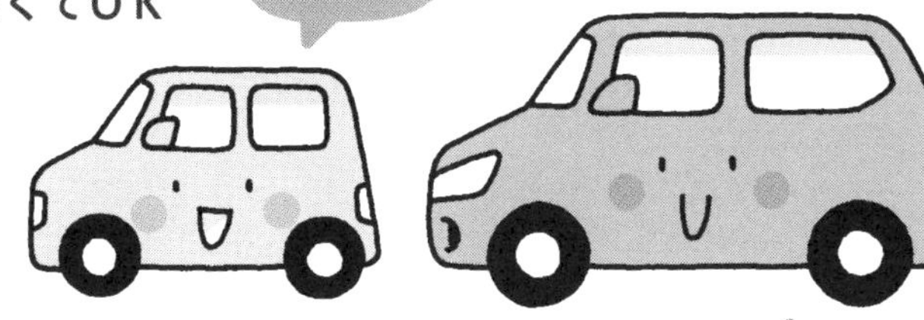

パワーの違いは生まれつきのもの

〝できたら〟ではなく〝やり始めたら〟ほめる

グレーゾーンの子が学童期を過ごすうえで大事なことは、周りの大人がほめることです。でこぼこのある子を伸ばすには、〝全部できたら〟ほめるのではなく、〝やり始めたら〟ほめるのがコツです。

“全部できたら”はゴールが遠い

グレーゾーンの子はでこぼこゆえに、ひとつのことをやり遂げるまでに時間がかかりがちです。「全部できたらほめる」ではなかなかほめてもらえず、成功体験を積みにくくなります。

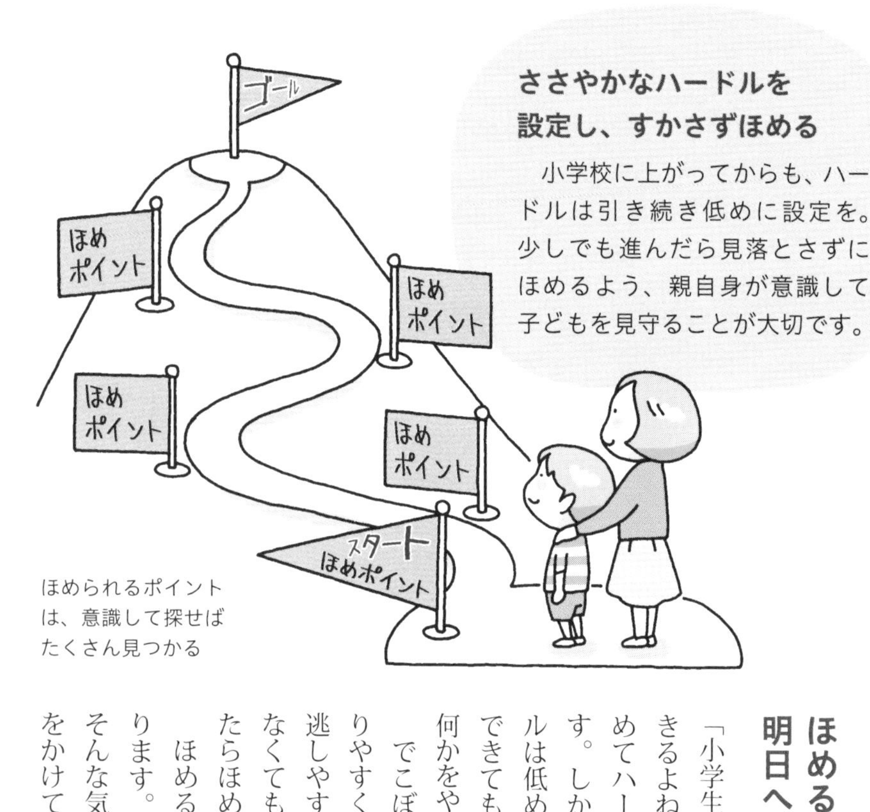

ほめられるポイントは、意識して探せばたくさん見つかる

ささやかなハードルを設定し、すかさずほめる

小学校に上がってからも、ハードルは引き続き低めに設定を。少しでも進んだら見落とさずにほめるよう、親自身が意識して子どもを見守ることが大切です。

ほめることは明日への活力になる

「小学生なんだからこれくらいできるよね」と、親はつい期待を込めてハードルを高く設定しがちです。しかし就学前と同様、ハードルは低めにするのが基本。そして、できてもできなくても、子どもが何かをやり始めたらほめましょう。

でこぼこのある子は壁にぶつかりやすく、ほめてもらえる機会を逃しやすいのです。プラスにならなくても、マイナスがゼロになったらほめてあげてください。

ほめることは明日への活力になります。何をしても報われない、そんな気持ちにならないように声をかけていきましょう。

イヤミは言わず、ほめに徹する

つい小言を言いそうになるかもしれませんが、子どもを傷つけるだけです。ほめるときは、ほめに徹しましょう。

例 子どもが宿題をやり始めたら

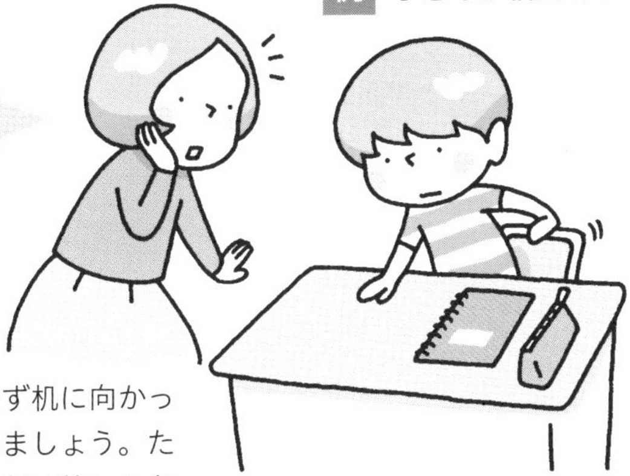

○ お！ やってるね えらいえらい

○ 今日は半分もできたの？ がんばったね

↓

自信がつく

がんばる意欲がわく

何よりもまず机に向かったことをほめましょう。たとえ宿題が全部は終わらなくても、そこまでのがんばりをねぎらって。

× 今日はめずらしいね 雪でも降るんじゃない？

× どうしていつもやらないの？

せっかくのがんばる意欲が台無しに。「いつもこのくらいやってくれたらいいのに」と思っても、口に出すのはやめておきましょう。

これも知りたい

自分で自分をほめられるのも大切なスキル

子どもの頃にたくさんほめてもらった経験は、大人になってから「自分で自分のがんばりをほめる」という行動につながります。周りからほめられなくても、自分自身をねぎらい、自己肯定感を維持することは、でこぼこと付き合っていくうえでも大切なスキルです。

学級を問わず、先生との連携が鍵になる

グレーゾーンの子が小学校生活をスムーズに送るためには、親と先生との連携が欠かせません。親はわが子の〝トリセツ〟を先生に伝えて、ともに子どもをサポートしていきたいものです。

先生たちの理解・配慮・工夫が必要不可欠

小学校生活での困りごとを減らすには、先生たちの理解と配慮、そして工夫が必要不可欠です。また、通常級、通級、支援級、どの学級であっても支援はしてもらえます（→P66）。遠慮する必要はまったくないので、子どものことで心配なことがあれば、先生に少し時間をもらい、相談してみましょう。

子どものでこぼこと環境のミスマッチが続くと、不眠や不登校などの二次障害へとつながりかねません。学校側に適切な支援をお願いするには、わが子の情報を包み隠さず伝えられるのが理想です。

直接話す機会をつくってもらう

年度初めの個人面談に限らず、早い段階で先生に相談を持ちかけると、よいスタートを切りやすくなります。

今度うちの子のことでご相談があるのですが15分くらいお時間いただけませんか？

立ち話でもかまいませんので

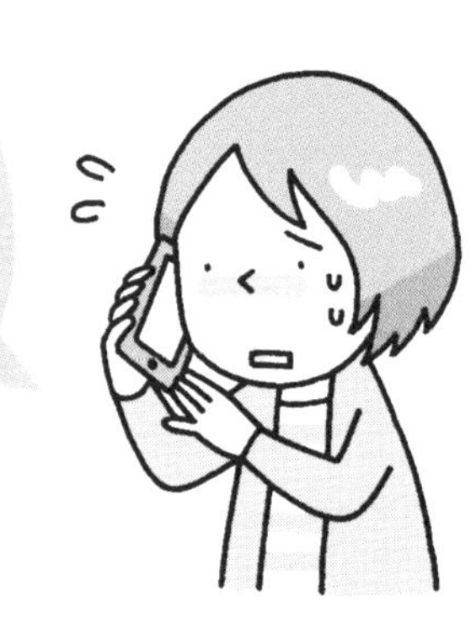

1

事前に面談のアポイントをとる

日々忙しい先生が相手なので、アポイントは必須です。「15分くらい」「立ち話でもいいので」など、短時間でかまわない旨を伝えると、時間をとってもらいやすいかもしれません。

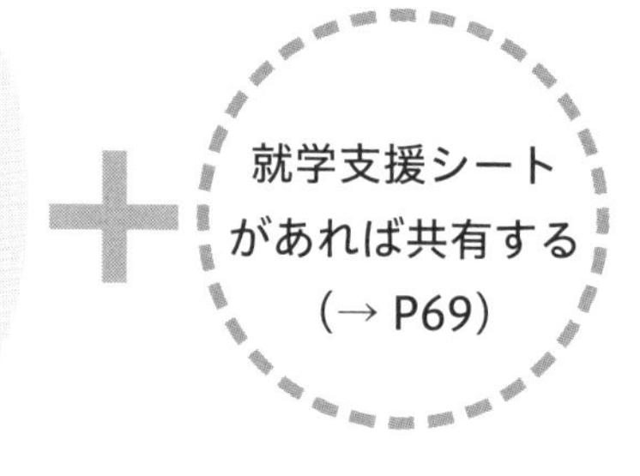

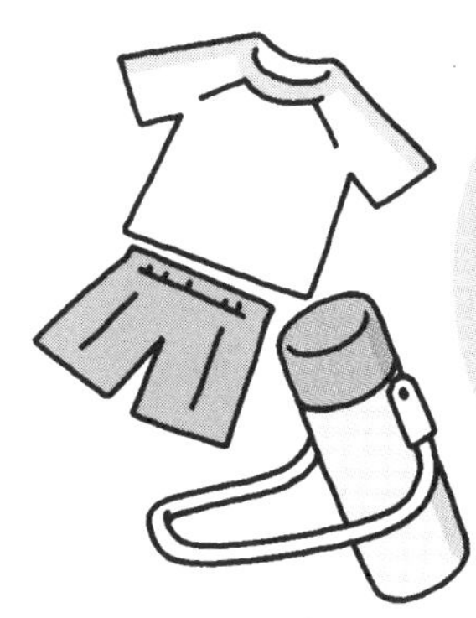

体操着、水筒など、とくに忘れやすいものがあれば重点的に声かけを

忘れものをしやすいので帰るときにひと言「○○持ったか？」って声をかけてもらえませんか？

2 お願いしたいことを具体的に伝える

子どもにどんな発達のでこぼこがあり、そのために学校でどんなサポートをしてほしいのか、これまでに試してきた作戦を踏まえつつ具体的に伝えましょう。

3 感謝やねぎらいの言葉はどんどん伝える

どの学校でも支援は受けられてしかるべきですが、「してもらって当然」という態度は軋轢（あつれき）を生みます。先生が期待に応えてくれたときは、きちんとお礼を伝えましょう。

昨日、忘れずに持って帰ってきましたありがとうございました！

連絡帳に一筆添えるなど、こまめにリアクションを返そう

これも知りたい

学校からの連絡には“報告”と“要求”がある

担任の先生によっては、頻繁に家に連絡がくることがあります。そのたびにドキッとするかもしれませんが、すべての連絡が「ご家庭で何とかしてください」という“要求”であるとは限りません。「いちおう親御さんの耳に入れておいたほうがいいかも」という“報告”である場合も多いのです。

気になるなら、担任の先生に、報告なのか要求なのか確認してみるといいでしょう。

聞き方の一例

それは「ご承知おきください」ということなのか、「家でもご指導ください」ということなのか、どちらでしょうか？

担任以外の相談先の目星をつけておく

担任の先生にわが子の発達で気になる部分を包み隠さず伝えて相談したものの、状況が改善しない……。そんなときは、特別支援教育コーディネーターをはじめ、担任以外の先生にも相談してみましょう。

通常級にも支援が必要な子は一定数いる

子どもがグレーゾーンの場合、就学の際に通常級を選ぶ家庭は少なくありません。そのため、通常級にも一定の割合で支援の必要な子が在籍しています。

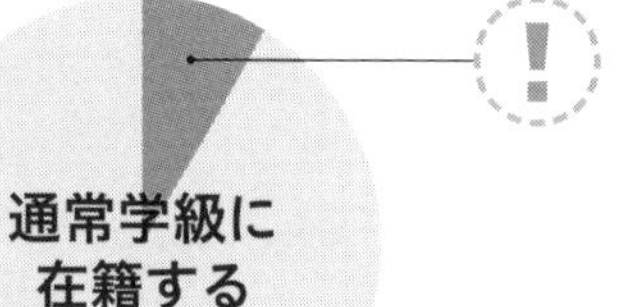

知的発達に遅れはないものの
学習面または行動面で
著しい困難を示す小中学生の割合

8.8%

35 人クラスで換算すると
1 クラスに **約3人** の割合に

文部科学省「通常の学級に在籍する特別な教育的支援を必要とする児童生徒に関する調査（令和 4 年）」の調査結果を参考に作成

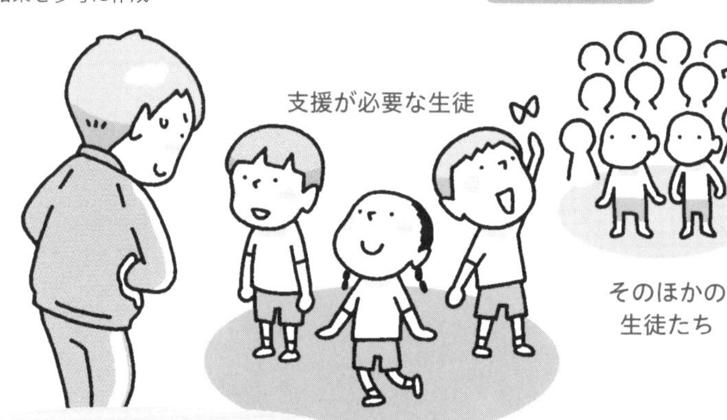

発達支援にしっかり取り組みたくても、担任だけではなかなか難しいという現状がある

担任だけでは支援の手が行き届かないことも

通常級の場合、担任は基本的に 1 クラスにつき 1 人です。通常級の生徒数が 1 クラス最大 35 人とすると、担任の手が回りきらない状況であることは否めません。

担任以外の相談先の例

担任の先生が中心となり、ほかの先生たちと連携をとっている学校もあります。状況によっては、自分たちからも積極的に働きかけましょう。

学年主任や副校長（教頭）、校長先生など

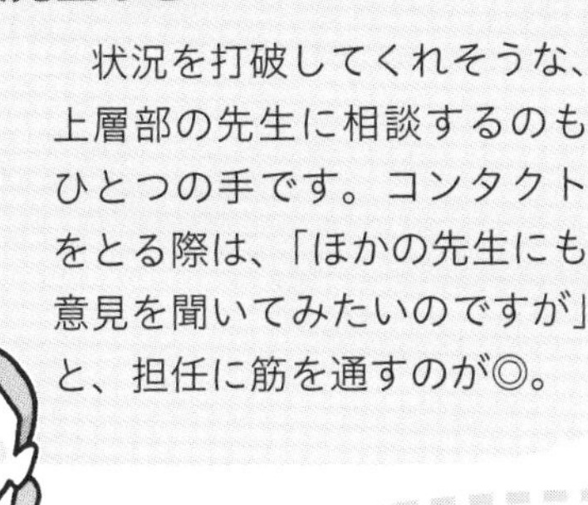

状況を打破してくれそうな、上層部の先生に相談するのもひとつの手です。コンタクトをとる際は、「ほかの先生にも意見を聞いてみたいのですが」と、担任に筋を通すのが◎。

特別支援教育コーディネーター

まずはここへ！

子どもの発達支援のため、校内での学習環境の調整、外部の専門機関との連携などを行ってくれる教員です。専任あるいはほかの業務との兼任で、どの学校にも必ず配属されています。

教育委員会の教育相談

通級利用や支援級へ移るときには相談と手続きが必要

教育委員会の相談窓口は、就学前に利用した就学相談（→ P64）だけではありません。より適切な支援を受けるにはどうするとよいか、担任を通じて連絡をとってみましょう。

通常級の場合、人手が足りていないという実情も

発達にでこぼこのある子への支援は、文部科学省が定める「特別支援教育」によって約束されています（↓Ｐ64）。そのなかでは、障害のある子がほかの子と平等に教育を受けられるように、学校側が必要に応じて調整や変更を行う「合理的配慮」を提供することになっています。

とはいえ、現実問題として先生はハードワークです。とくに通常級では、担任だけでクラス全員をみなければなりません。そこで、特別支援教育では、学校全体で子ども一人ひとりを支援することにしています。担任以外の先生も頼りながら、わが子にとってよりよい環境をつくっていきましょう。

なお、通常級に進んだ場合も、状況によっては途中で通級利用や支援級に移るという考えも持っておくと、選択の幅が広がります。

つまずきの原因を知ろう

勉強面の困りごとは、いざ授業が始まってみないとわからないことが多いものです。「ついていけていない」と思ったら、まずはその原因を探りましょう。

ついていけない＝学習障害とは限らない

　勉強についていけないからといって、学習障害とは限りません。学習障害(限局性学習症)とは、知的な遅れはなく、「読み」「書き」「計算」の能力のいずれかに障害がある状態をいいます。勉強についていけない子のごく一部は学習障害かもしれませんが、それ以外の発達のでこぼこや、知的な遅れが原因のことが多いものです。まずは客観的にアセスメントして、原因を分析することが大切です。

　つまずきの原因がわかったら、改善策を考えます。その子に合った環境を整えることで、学習面の困りごとは軽減されていきます。

家ではできるのに学校ではできないケースも

　たとえば、家では集中できるのに学校ではできないという場合、学校の学習環境が子どものでこぼこに合っていない可能性があります。

学校	家
・大人数でざわざわしている ・日々いろいろな刺激がある ・先生がつきっきりになるのは困難	・慣れた環境で刺激が少ない ・親をはじめ、家族が１対１で関わることができる
集中しにくい	集中しやすい

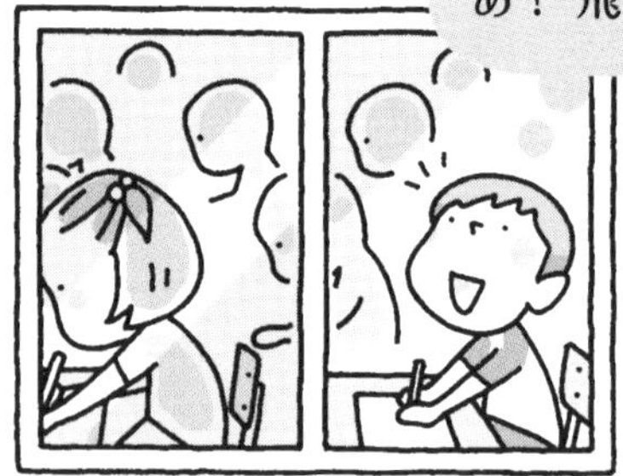

気が散りやすい子の場合、窓際の席は外に関心が向いてしまい、授業に集中しづらいことがある

学校でもその子に合った環境づくりが必要

　家とまったく同じサポートはむずかしくても、本人が授業に参加しやすいような環境づくりは、学校側の役目です。遠慮せず、こちらから積極的に相談を持ちかけましょう。

なぜ授業についていけないのかのアセスメントが優先

授業についていけない理由は大きく3つあります。必要な支援を考えるときは、その見極めが重要になります。

1 発達のでこぼこが関係しているケース

「興味がないことに取り組めない」「感覚過敏があり落ち着かない」「じっとしているのが苦手」などのでこぼこがあると、授業による学習に困難を生じます。

▼

でこぼこに合わせて作戦を練る

- 関心が向かず話を聞けない → 作戦 席を教室の前のほうにする
- 刺激に敏感で集中できない → 作戦 掲示物など視覚情報を減らす
- 長時間座っていられない → 作戦 ときどき別室に行かせてもらう

2 知的な遅れが関係しているケース

知能の発達がゆるやかな子の場合、同年齢の子と同じレベルの学習はハードルが高く、どうしても一歩遅れてしまいます。

▼

子どもに合ったレベルにペースダウンする

- 教育委員会の教育相談へ
- 通級利用や支援級への移籍を検討する
- 宿題の量や提出期限を調整してもらう（→ P91）

3 学習障害が関係しているケース

▼

違和感に気づいたら相談を

学校側に具体的な配慮をお願いする

写すことのハードルを下げる

授業では、先生が黒板やホワイトボードに書いた内容を児童がノートに書き写しますが、グレーゾーンの子は、この作業でつまずくことがあります。対策を知っておきましょう。

苦手な理由はさまざま

ひと口に「板書が苦手」といっても、その理由は子ども一人ひとり異なります。

ケース1

手先が不器用で時間がかかる

文字を書くのが苦手という子もいます。1文字ずつがんばって書くので、時間がかかります。

ケース2

聞きながら書くのが難しい

聞きながら書くという同時作業は高度なテクニック。「1つのことにしか集中できない」という子にはむずかしいかもしれません。

ケース3

目で文字をとらえにくい

文字の形や大きさなどの識別がむずかしい子の場合、文字を正しく書けず、板書に苦手意識を持ちやすくなります。

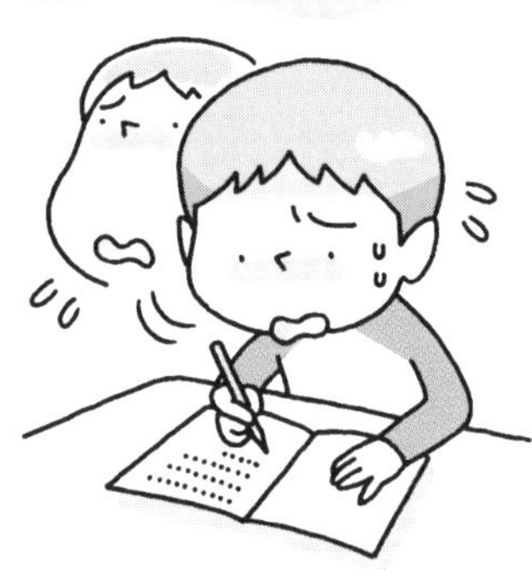

そのほか、読めないから写すのが苦手という子もいる

書かなくてすむよう学校に配慮を求める

先生の話を聞きながら黒板を見てノートに書き写す作業は、簡単に思えてそうでもありません。複数の作業を同時に行うので、発達のでこぼこのある子にとってはむずかしいこともあるのです。

うまくできない理由は人それぞれですが、筆記に時間をとられているうちに授業が進んでしまい、理解が伴わなくなるのが問題です。

学習において大事なことは、書き写すことよりも、内容を理解することです。先生に相談を持ちかけ、板書の時間を長めにとってもらう、代替手段を考えるなどの配慮を求めましょう。

板書対策は学校側の協力が不可欠

板書は多くの授業についてまわるため、苦手が高じて学習への全体的な意欲が下がるのは避けたいところ。子どもに合った配慮をお願いしましょう。

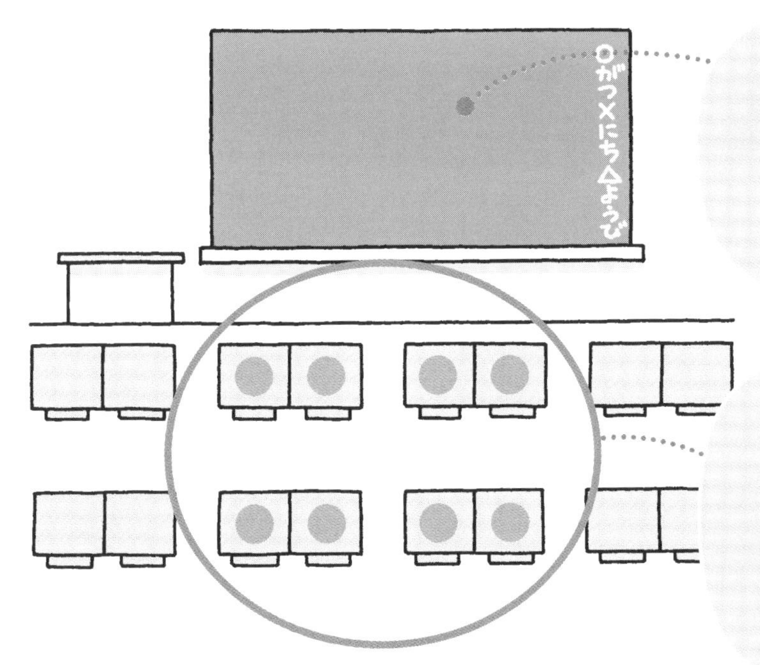

板書の時間を長くとってもらう

でこぼこゆえに時間がかかることを理解してもらい、書き写す時間を長めに確保してもらうとよいでしょう。

黒板を見やすい席にしてもらう

気が散りやすい子や、黒板の文字が読みにくくて板書がはかどらない子の場合などは、黒板に近い席に座ることで状況が改善される可能性もあります。

これもアリ

タブレット端末などで黒板を撮る

授業にタブレット端末などを用いることが標準化されつつあります。書き写す代わりに黒板をカメラで撮らせてもらうと、負担が減ります。

これも知りたい

「書きにくさ」もさまざま

板書の苦手さの原因が学習障害の場合でも、「書きたい文字を思い出せない」「こまかい部分を書き間違える」など、つまずき方は一人ひとり違います。その子に合ったサポートを考えることが大切です。たとえば、漢字を書くのが苦手なら、書く練習は続けつつも、板書はひらがなで写してＯＫとする、などです。

家で親が読み聞かせをする

音読でつまずく子どもも少なくありません。ただ、音読は、家で親が読み聞かせをすれば、カバーできるようになることもあります。読むことに対して苦手意識を持たせないようにしましょう。

読めなくてもカモフラージュはできる

教科書などを音読する際に、読み間違えたり、読み飛ばしたりしてすらすらと読むことができない場合、「読み」だけに困難があるなら学習障害の可能性もあります。原因が何であれ、音読が嫌で読む機会が減るなどして、語彙が増えなくなるのは避けたいところです。

ただ、音読の苦手は案外カモフラージュできます。文字を見て読むのがむずかしくても、言葉を耳で覚えていれば、見ながら読んでいるふうにできるからです。なんとなくでも読めればそれでかまいません。家で親が読み聞かせ、耳で覚えてもらうとよいでしょう。

周りが気づくのに時間がかかる

読むときにつっかえても、何回か繰り返すうちになんとなく読めるようにはなります。しかし、本人は静かに困っています。

文字がチカチカする

特定の書体が読みづらい

字間や行間が狭いと読みにくい

など

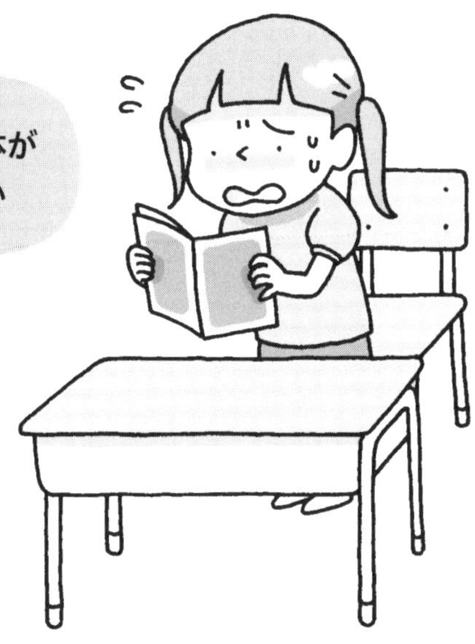

うまく読めないことがコンプレックスになることも

文章をスラスラと読むのがむずかしい

学習障害による「読み」の困難さは、読むことはできても遅かったり、頻繁に間違えたりすることにあります。読むだけで疲れてしまい、読書への苦手意識が強くなりがちです。

読み方を耳で覚えればＯＫ

音読が苦手な子への支援の基本は、読み方を耳で聞いて覚えることです。デジタル教科書などの便利なツールはどんどん使いましょう。

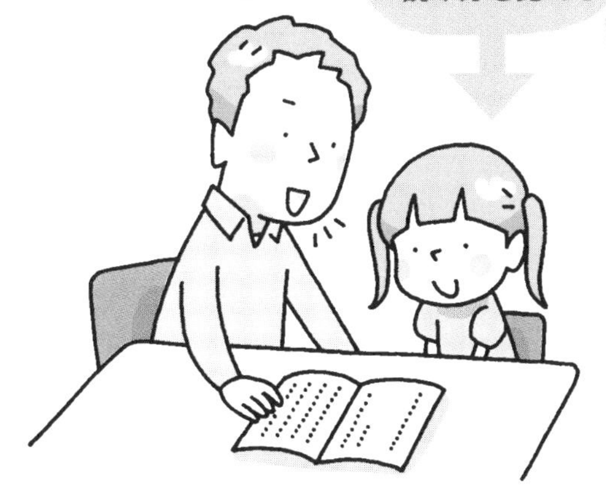
親が声に
出して読む
文字を目で
追いながら
読み方を覚える

明日の授業で読むところを先生に教えてもらえば、家で準備しやすい

親が繰り返し読み聞かせ、それを覚えてもらう

本人にがんばって読ませても、負担が増えるだけです。いっしょに教科書を見ながら、親が文章を読み上げ、子どもにはそれを耳で覚えてもらうのがよいでしょう。

デジタル教科書などの読み上げ機能を活用する

タブレット端末などにソフトをダウンロードして使う、デジタル教科書を活用するという手も。文章を音声で読み上げる機能があるものがほとんどで、読みに困難がある子の理解を助けてくれます。

これも知りたい

算数の苦手さは、学年が上がるにつれて大きくなる

「読み・書き」のほか、「計算」の困難さも学習障害のひとつです。数の順番や、数が表す大きさなどを理解するのが苦手で、計算するときに指を使っていたり、九九を覚えにくかったりするところから周りが気づくケースが多いようです。

さらに学年が上がると、計算よりも文章題の理解のむずかしさから苦手意識が強くなっていきがちです。違和感に気づいたら早めに学校側に相談し、支援の方法を考えましょう。

スイッチが入りやすいポイントを共有する

小学校の集団生活では、勉強面だけでなく、行動面での困りごとも起こりがちです。どんなときに子どもの感情や行動にスイッチが入りやすいのか、これまでの情報を先生と共有しておきましょう。

スイッチの見極めが大切

小学校に上がると関わる人が増え、周りからの刺激も増える分、かんしゃくのスイッチが入る場面も多岐にわたります。

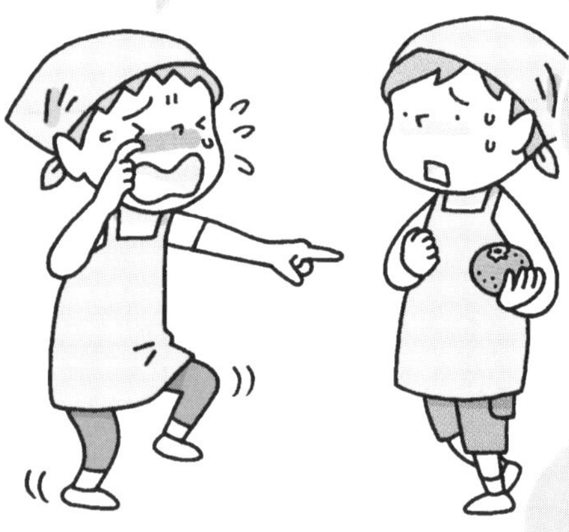

給食のおかわりじゃんけんでもめるのは、よくあること

気持ちの切り替えがうまくできない

物事が思い描いた通りにいかなかったり、自分のペースを乱されたりしたとき、気持ちの切り替えがうまくできず、かんしゃくとなって現れることがあります。

光　音　触感　など

苦手な刺激に耐えかねて起こる ▶ P50

感覚の過敏は、成長とともにある程度我慢できるようになりますが、就学前後はまだむずかしく、イライラが募って爆発することも。

周りの子が興奮をあおる

好きなことの邪魔をされたり、でこぼこに対してからかわれたりと、周りが興奮をあおるパターンも。本人は気持ちをうまく言葉にできず、かんしゃくへとつながることがあります。

なんで図鑑ばっかり読んでるんだよ ×

外で遊ぼうぜ！（図鑑を取り上げる） ×

学校への情報提供がものをいう

かんしゃくを起こしやすい子は、保育園・幼稚園の頃にもその片鱗が見えていたはず。就学後もやはり、家族からの具体的な情報提供が鍵となります。

かんしゃくのスイッチと対処法を先生に伝える

どんなときにかんしゃくが起き、家ではどう対応しているか、園ではどうしてもらっていたかなど、具体的に先生に伝えましょう。

本人にも、落ち着く方法をレクチャーする

気持ちを落ち着かせる自分なりの方法を本人が身につけられるとベスト。「深呼吸する」「目をつむって10数える」など家でいろいろ試してみましょう。

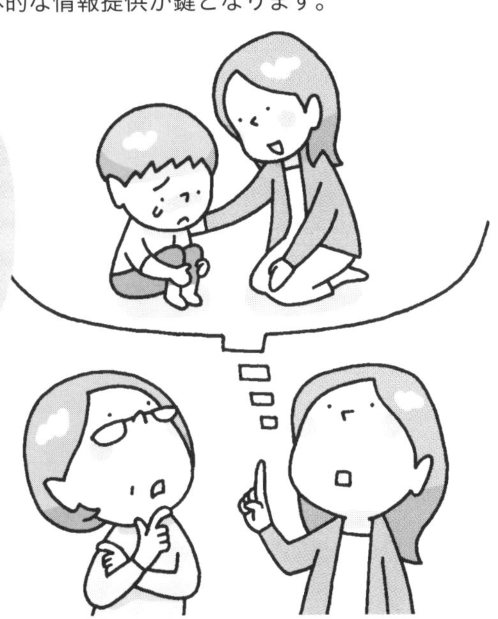

具体的な対処法を伝えることで、先生も意識しておくことができる

友達とのケンカなど対人関係で生じることがある

自分の気持ちを抑えることが苦手な子の場合、集団生活が始まると、ささいなことで友達とケンカをしたり、暴れたり、泣きわめいたりしてしまうことがあります。このようなときに、子どもを叱っておとなしくさせようとするのは逆効果です。怒られることでさらにストレスがたまり、かんしゃくに拍車がかかることがあるからです。

一般的に、かんしゃくは年齢が上がるにつれて落ち着いていきますが、まだしばらくは支援が必要です。かんしゃくを起こしやすい子は、保育園や幼稚園でもそういう場面があったはずです。対処法とともにその情報を学校の先生にも伝え、対応をお願いしましょう。

また、子どもがかんしゃくを起こすのは、心身に疲れがたまっているサインのことも。家ではゆっくり休ませてあげてください。

「声かけ」「時間配分」「量」などを工夫する

子どもにとって、毎日の宿題はなかなか大変な作業です。発達にでこぼこがあればなおさらです。大変なまま放っておかず、親が声かけやペース配分などをしてサポートしましょう。

その子なりに集中できる方法を考える

小学校低学年くらいでは、宿題の量はそれほど多くはないでしょう。それなのになぜ終わらないのか、いろいろと要因はありますが、そのひとつとして、集中力を持続させるのがむずかしいというケースが考えられます。

ただ、そういう子も短時間であれば集中できるはずです。五分できたらほめて休憩する、一〇分できたらおやつタイムにするなど、親が声かけとペース配分をするとよいでしょう。

工夫しても終わらない場合、量を減らすのも支援のひとつです。学校の先生に相談してみましょう。

家でできるのは、声かけと時間配分

宿題へのモチベーションを保つには、声かけや、その子の集中力に見合った時間配分がポイントになります。一気にやらずに“小分け”にするのがコツです。

✕ ちゃんとやらなきゃダメじゃない

✕ まだ終わらないの？

終わらないことを叱っても、本人にはどうすることもできず、困るだけ

○ 15分経ったし1回立って伸びをしようか

○ ここまでできたら10分だけスマホゲームをしてもいいよ

気を散らしながら少しずつ進める

短いかもしれませんが、その子なりに集中できる時間はあります。合間に休憩をはさんでうまく気を散らしながら、本人のペースに合わせて進めていくとよいでしょう。

! ごほうびのルールは明確＆厳格に

仮に「ゲームは宿題の後で」と決めた場合、「宿題をやっていないのにゲームをやらせてもらえた日」が1回でもあると、ルールが通用しなくなる。ごほうびに特例は設けないこと

そもそもの“量”を調整してもらうことも大切

「プリント1枚に3時間かかる」など、宿題のレベルが子どもに合っていないときは、学校に相談しましょう。「先生に言って減らしてもらおうね」など、子どもへの説明も忘れずに。

先生に相談する

宿題の量を減らしてもらう

「全体の½や⅓の量にする」「1時間でやれる分にする」など、具体的な削減案をこちらから提案してみましょう。

宿題の提出期限を延ばしてもらう

「通常1週間の提出期限を3日延ばしてもらう」など、これならできるというところまで期限を延ばしてもらいます。

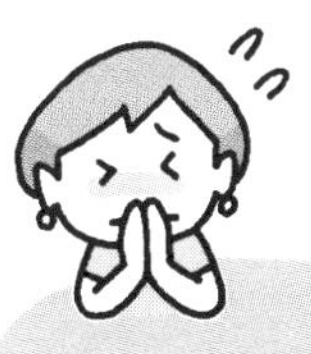

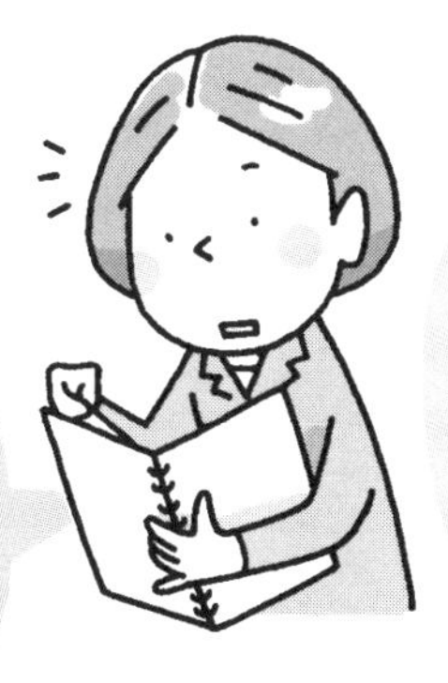

2ページ分だけ
やってきました
よろしく
お願いします

もし「ひとりだけ特別扱いになってしまうので、ちょっと……」と言われたとしても、根気強く交渉を続けて

それでも終わらないときは……

「○ページ分だけ」など、できたところまで出す

「今のこの子にはこれが限界です」と伝えることも大切。全部は無理でも、2ページ分だけ、30分だけなどやって提出しましょう。

これも知りたい

夏休みの宿題は、段取りを子どもといっしょに考える

長期休暇中の宿題は、親子でいっしょに段取りを考えましょう。親が手伝えるものは手伝ってよいので、本人のペースで終えられるようにすることが大事です。とくにＡＤＨＤ傾向のある子は、時間軸に沿って物事を処理するのが苦手です。本人に任せていたら何ひとつ終わらなかった、というケースもよくあります。できなくて失敗体験になるよりは、親が手伝ったとしてもやり遂げ、成功体験につなげましょう。

家と学校の双方から声かけをする

小学校生活で起こりがちなのが、忘れ物問題。体操着や給食着、ときには工作の材料など、用意するものは多岐にわたります。なぜ忘れ物が多いのかを理解し、対策をいっしょに考えましょう。

ひとりで準備するのは難易度が高い

前日に時間割を見て、各教科ごとに準備をするのは、でこぼこのある子にはハードルが高い作業です。

必要な教科書が毎日変わる

絵の具などイレギュラーな持ち物がある

学校を出る頃には忘れてしまう

時間割の例

時間	教科	持ち物
1時間目	国語	
2時間目	図工	絵の具
中休み		
3時間目	体育	体操着
4時間目	算数	
給食		
昼休み		
5時間目	生活	授業で使うペットボトル
掃除		

持ち物が多くて把握しきれない

授業ごとに必要なものが異なり、毎日入れ替わるとなると、把握するのはひと苦労。しかも、本人は重要性を感じていないことが多く、意識から抜け落ちてしまいます。

叱っても忘れ物は減らない

グレーゾーンの子には、忘れ物が目立つ子も少なくありません。とくにADHDの傾向がある子に多く、「片付けが苦手」「段取りを組むのがむずかしい」などのでこぼこの合わせ技で生じます。

叱ったところで、忘れ物は減りません。持ち物が多くて把握しきれないうえ、「体育は嫌い。体操着がなくても困らない」といった具合に、持っていく必要性を本人があまり感じていないことがあるからです。とはいえ、学校生活をスムーズに送るには忘れ物は少ないほうがよいので、親と先生の双方から声をかけて支援しましょう。

身につくまで積極的に手伝おう

忘れ物対策は大きくなってからも続く課題のひとつです。積極的に手伝いましょう。

忘れたときの対応もすり合わせを
忘れたときにどうすればいいかも、事前に先生と相談しておこう

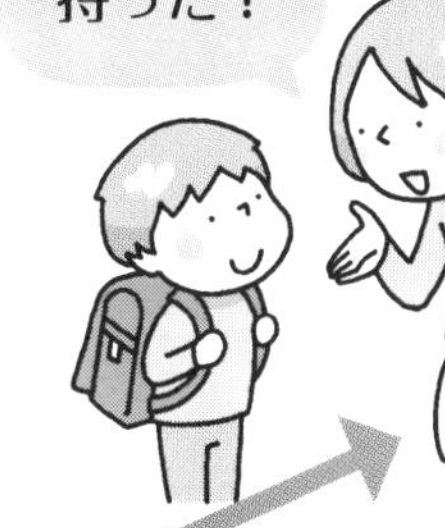

親と先生の双方から声をかける

家を出るときに加え、学校を出るときの声かけも効果があります。「おたより持った？」「体操着持った？」などの声かけを、担任の先生に頼んでおきましょう。

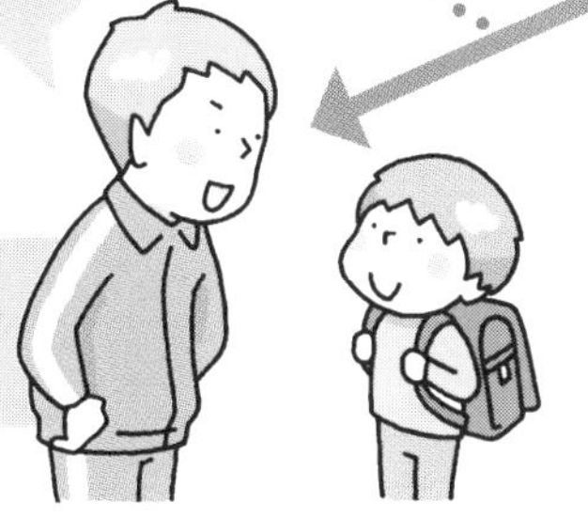

前日のうちに準備して"必ず通る場所"に置いておく

前日に、子どもといっしょに時間割を見ながら準備を。忘れそうな小物類は、玄関のドアノブにつるすなど、必ず通る場所に置くとよいでしょう。

これも知りたい

朝のスケジュールを決めておくのも◎

「玄関には置いておいたのに忘れた」などのうっかりを減らすには、朝のスケジュールを決め、持ち物チェックの時間を設けるのもよいでしょう。

ただし、段取りを組むのが苦手な子にとって、「次に何をすればいいか」を頭の中だけで考えて対処するのは、至難の業です。スケジュールを紙などに書き出し、見えるところに貼っておくことが大切です。

あさのスケジュール
- 7じ おきる
  - ・あさごはん
- 7じ 30 ぷん
  - ・かおをあらう
  - ・はみがき
  - ・トイレ
  - ・きがえ
- 7じ 45 ふん
  - ・もちものチェック
- 8じ いってきます！

学校からの連絡事項は親子でチェック

近年は、学校から保護者への連絡は、紙のおたよりだけでなく連絡アプリなどを導入するところが増えています。とはいえ、紙媒体のみのものもあるので、連絡事項を忘れない工夫が必要です。

待ちの姿勢はとらずにグイグイ聞こう

子どもが学校からのおたよりを重要なものだと思っていなかったり、でこぼこゆえに忘れやすかったりすると、連絡ミスが起こりやすくなります。親のほうから子どもに「今日はおたよりをもらってきていない？」と聞いてあげてください。大切なことは、子どもに任せきりにしないことです。

学校の先生にもときどき連絡をして、フォローを依頼するとよいでしょう。クレーマーは問題ですが、〝うるさがられる親〟でちょうどよいのです。子どもがきちんと連絡できたときには、先生にもひと言お礼を伝えましょう。

おたよりは親もいっしょに探す

学校から子どもに託されるおたよりは、提出が必要な重要書類も含まれます。忘れ物と同様、最初からフルサポートでいきましょう。

毎日の声かけはマスト

根気強い声かけが基本です。「なんで言われないと出さないの？」という言葉はぐっとのみこみ、子どもが渡してきたら「ありがとう」とほめるのを忘れずに。

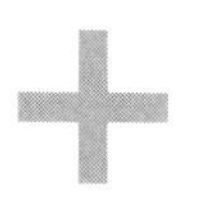

明日の準備がてらランドセルの中身を全部出す

大方のおたよりは、ランドセルの奥底に眠っています。子どもといっしょに全部出し、ついでに明日の持ち物の準備もしてしまいましょう。

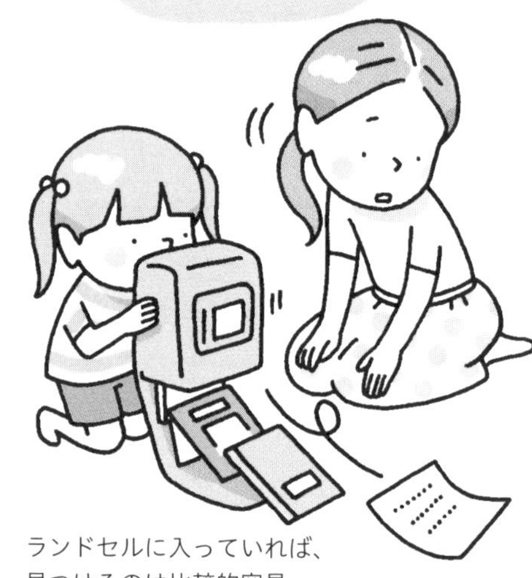

ランドセルに入っていれば、見つけるのは比較的容易

学校に直接連絡して確認するのも対策のひとつ

学校に定期的に連絡をし、気にかけてもらうとよいかもしれません。連絡をするときは手短に、かつ丁寧なお願いを心がけましょう。

折に触れて確認する

年間予定表には○月に
「授業参観」とありますが
もしかして
その案内はすでに
配られましたでしょうか？

子どもがおたよりを持ち帰ってきていない可能性も大いにあります。学年が上がるにつれて行事のタイミングはつかめてくるので、折に触れて学校に確認するのが得策です。

就学したときにまず伝える

忘れ物が多くて
園の先生にもさんざん
お世話になりまして……
先生からもどうか
声かけをお願いします

一にも二にも、まずは学校との情報共有です（→ P78）。なるべく早い段階で説明をし、声かけなどをお願いしておきましょう。

子どもがなくしたときは叱らずに対応する

娘が○○の
おたよりをなくしたと
言っていまして……
すみませんがもう１部
いただけませんでしょうか

どうやら子どもがなくしたらしいときは、速やかに学校に連絡を。同時に、子どもには叱るのではなく「なくした場合の対応のしかた」を伝え、次に活かしましょう。

先生にもう１枚
もらったからね
今度なくしちゃった
ときもまた教えてね

どんなことも、失敗から成功体験へとつなげよう

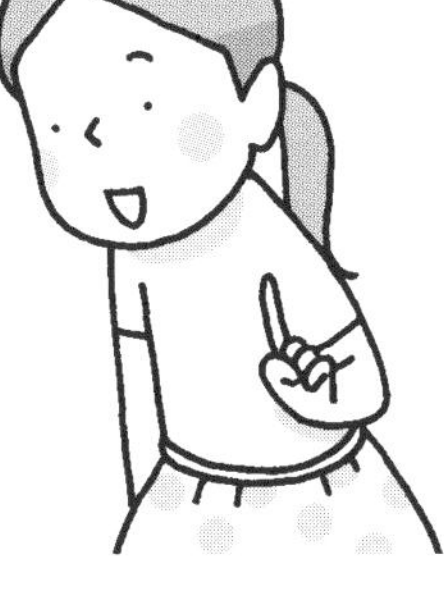

学年が上がる前に、親子で一年を振り返る

年度末には、一年間を親子で振り返ってみましょう。うまくできたこと、むずかしかったことは何ですか？
それらをリストアップしていき、翌年度の担任に伝えると、支援の引き継ぎがスムーズになります。

一年間で培ったことをたなおろしする

一年を通じて成長した部分もあれば、まだ時間がかかることもあるはずです。いったん整理してみましょう。

引き続き手伝いが必要なこと

クラスが替わり、関わる人が変われば、でこぼこに対する支援のしかたも変わってきます。手伝いが必要な部分を改めて洗い出しましょう。

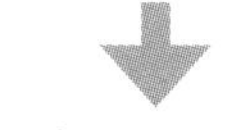

培ったノウハウとともにまとめておく

できるようになったこと

でこぼこがある子も、環境が合っていればその子のペースで発達します（→ P20）。以前と比べてできるようになったことを挙げてみましょう。

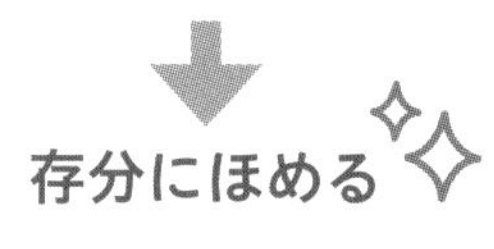

存分にほめる

客観的に振り返って整理する

来年度にも支援をつないでもらう

進級を控えた冬～春にかけては、親子でそれまでの学校生活を振り返ってみるとよいでしょう。子ども自身が自分の得意・不得意を理解して対処法を学ぶ練習にもなります。そのうえで、翌年度の担任に伝えたいことをリストアップしておくと、支援がつながりやすくなります。

また、学年が上がるにつれて勉強もむずかしくなります。通常級に通っているグレーゾーンの子のなかには、勉強についていけなくなる子もいます。通級利用や、支援級へ移籍の必要があるかどうかも、よく考えることが大切です。

クラスのよかった点、悪かった点を振り返る

一年間の成長を振り返るときは、クラスの様子についても整理しておくと、新しい担任の先生への引き継ぎに役立ちます。

・授業でやりやすかったことは？
・生活面で助かったことは？
・ちょっとむずかしかったことは？　など

これはうちの子にはちょっとハードルが高くて……

こういう配慮がすごく助かりました！

子ども本人にヒアリングする

親が把握できていないことも多いもの。「あのクラスのどんなところがよかった？」など、今年のクラスや先生の教え方について、本人に感想を聞いてみましょう。

新年度が始まったら新しい担任に申し送りする

去年のクラスでよかったところ、大変だったところを次の担任の先生に伝えましょう。くれぐれも愚痴や非難にはならないよう注意を。

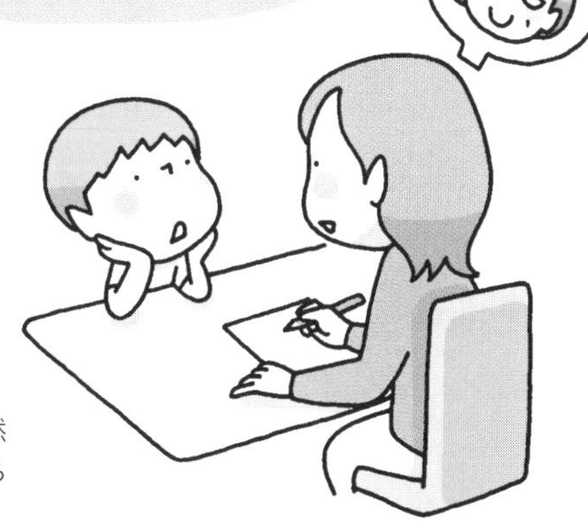

！長期休暇はのんびりしつつ、休みの過ごし方のリズムをつかむ

夏休みなどの長期休暇は、段取りを組むのが苦手な子の場合、漫然と過ごしやすいもの。ある程度親が手伝って、小学校低学年のうちにその子なりの過ごし方のリズムをつかんでおくのがおすすめ

これも知りたい

習いごとは本人が楽しめるものを

グレーゾーンの子は、学校生活でかなりがんばっています。あれこれ習いごとを詰め込むよりは、帰宅後はのんびり過ごすくらいがよいかもしれません。もし習いごとを始めるなら、「こういうことを身につけてほしい」という親の思いではなく、本人が好きなことや楽しめそうなことを探してみるとよいでしょう。

×　協調性を学んでほしいから、サッカーを習わせよう

○　ひとりで集中してやるのが好きだから、絵の教室とかいいかも

COLUMN 専門家からひと言④

心の支えになるような余暇活動や趣味を見つけよう

困難を乗り越えるための心の支えになる

小学校時代というのはさまざまな出会いがあり、興味・関心の広がりやすい時期です。できればこの六年間のなかで、自分の心の支えになるような、余暇活動や趣味を見つけられるのが理想です。

「みんなと同じなのがよいこと」とされがちな日本において、発達のでこぼこのある子が苦労しやすいのは、事実です。壁にぶつかったとき、その子の心を照らすものがあることが重要なのです。それを支えに、つらい局面をなんとか乗り切ることができると思うからです。

どんなことでもかまいません。すでに子どもがハマっているものがあればそれを応援してもいいですし、まだ出会っていなければ、そのチャンスをいっしょに探していきましょう。

今は〝推し活〟という言葉もかなり浸透しました。物でも人でも、〝推し〟がある人生は楽しいものです。

親の思いはほどほどに、子どもの〝好き〟を尊重する

わが子が何か夢中になれるものを、と考えると、つい肩に力が入ってしまう親御さんもいることでしょう。そこは一歩引いて、「子どもを自分の思う型にはめようとしていないか」と、ときどき振り返ってほしいと思います。

ぼく自身、子どものときから電車が好きで、小学生の頃は東海道線の駅名をすべて覚え、母に披露したことがありました。そのときの母のリアクションは、「そんなことより、宿題はやったの？」でした。「すごいね、次は何を見せてくれるの？」と言ってほしかったなあと、今でも思います。

子どもの見せる「好き！」「楽しい！」をどうか大事に、できれば育んでいきたいものです。

健康ライブラリー

発達障害グレーゾーンの子の育て方がわかる本

2023年10月31日　第1刷発行

監修	広瀬宏之（ひろせ・ひろゆき）
発行者	髙橋明男
発行所	株式会社 講談社 東京都文京区音羽２丁目-12-21 郵便番号　112-8001 電話番号　編集　03-5395-3560 販売　03-5395-4415 業務　03-5395-3615
印刷所	TOPPAN 株式会社
製本所	株式会社若林製本工場

N.D.C.493　98p　21cm

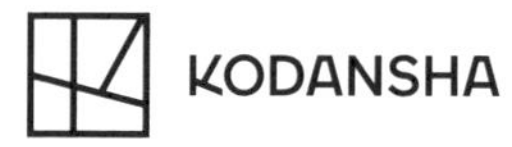

ISBN978-4-06-533442-3

■ 監修者プロフィール

広瀬宏之（ひろせ・ひろゆき）

横須賀市療育相談センター所長。小児精神・神経科医、医学博士。専門は発達障害の支援。
1995年東京大学医学部卒業。同附属病院小児科、同大学院を経て、2003年より国立成育医療センターこころの診療部発達心理科に４年半勤務。その間、米国フィラデルフィア小児病院児童精神科にて研鑽を積み、2008年４月より現職。2015年より放送大学客員講師（兼務）。
著書に『「ウチの子、発達障害かも？」と思ったら最初に読む本』（永岡書店）、『発達障害のある子育て　家族で支える・家族を支える』（岩崎学術出版社）、共著に『発達障害とのかかわり』（小児療育相談センター）、訳書に『自閉症のDIR治療プログラム』（金子書房）、監訳書に『ADHDの子どもを育む』『こころの病への発達論的アプローチ』（ともに創元社）など、多数。

■ 参考文献・参考資料

広瀬宏之著『「ウチの子、発達障害かも?」と思ったら最初に読む本』（永岡書店）

広瀬宏之著『発達障害のある子育て　家族で支える・家族を支える』（岩崎学術出版社）

文部科学省資料『障害のある子供の教育支援の手引
～子供たち一人一人の教育的ニーズを踏まえた学びの充実に向けて～』

内閣府リーフレット『「合理的配慮」を知っていますか?』

文部科学省ホームページ（特別支援教育）
https://www.mext.go.jp/a_menu/01_m.htm

●編集協力　中山恵子　中西翔子（オフィス201）
●カバーデザイン　千葉優花子（next door design）
●本文デザイン　南雲デザイン
●イラスト　小野寺美恵

講談社　健康ライブラリー　イラスト版

自閉症スペクトラムがよくわかる本
信州大学医学部子どものこころの発達医学教室教授
本田秀夫　監修

原因・特徴から受診の仕方、育児のコツまで、基礎知識と対応法が手にとるようにわかる！

ISBN978-4-06-259793-7

LD(学習障害)のすべてがわかる本
東京学芸大学名誉教授
上野一彦　監修

「学びにくさ」をもつ子どもたちを支援する方法と、特別支援教育による学習環境の変化、注意点を紹介。

ISBN978-4-06-259413-4

子どものトラウマがよくわかる本
こころとからだ・光の花クリニック院長
白川美也子　監修

虐待、性被害、いじめ……過酷な体験が心に傷を残す。子どものトラウマの特徴から支援法まで徹底解説！

ISBN978-4-06-520432-0

アタッチメントがわかる本
「愛着」が心の力を育む
東京大学大学院教育学研究科教授
遠藤利彦　監修

「不安なときに守ってもらえる」という確信が心の力に。アタッチメントの形成から生涯にわたる影響まで解説！

ISBN978-4-06-528919-8

講談社　健康ライブラリー　スペシャル

DCD発達性協調運動障害
不器用すぎる子どもを支えるヒント
青山学院大学教授・小児精神科医
古荘純一　監修

なわとびがとべない、逆上がりができない……幼児期の「極端なぎこちなさ」に気づいてほしい。

ISBN978-4-06-531685-6

大人の発達障害グレーゾーンの人たち
林　寧哲、OMgray事務局　監修

なぜこんなに生きづらいのだろう？これからの自分との向き合い方が見えてくる！

ISBN978-4-06-520610-2

発達障害の子どもの実行機能を伸ばす本
自立に向けて今できること
NPO法人えじそんくらぶ代表
高山恵子　監修

子どもの自立を考えるなら、まず実行機能を理解し伸ばそう。サポートのコツは「相性」。

ISBN978-4-06-523128-9

ADHDの子の育て方のコツがわかる本
本田秀夫、日戸由刈　監修

子ども本来の積極性や明るいキャラクターをのびのびと育てるコツは「こまかいことを気にしない」こと！

ISBN978-4-06-259862-0